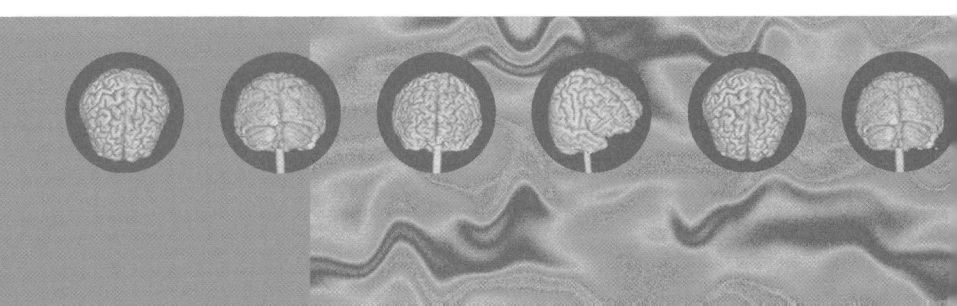

De la physiologie mentale - Histoire des relations entre biologie et psychologie

認知神経科学の源流

マーク・ジャンヌロー【著】
Marc Jeannerod
浜田隆史【訳】
Hamada Takashi

ナカニシヤ出版

Marc JEANNEROD:
"DE LA PHYSIOLOGIE MENTALE –
HISTOIRE DES RELATIONS ENTRE BIOLOGIE ET PSYCHOLOGIE"
© EDITIONS ODILE JACOB, AVRIL 1996,
This book is published in Japan by arrangement with ODILE JACOB
through le Bureau des Copyrights Français, Tokyo.

はじめに

　生物学と哲学という二人の妖精が，心理学のゆりかごを覗きこんでいた。「この子は私に似ている」と生物学がいえば「自分の生き写しだ」と哲学が応じ，そのようにして二人はそれぞれこの新顔から恩寵を得ようとしていたのだった。やがて，この赤子はいうことを聞かず厄介な態度をとり，あなた方は私の先達ではないとすぐにいいだすようになるのだが。この本は，心理学の前途有望な生いたちについて，そして心理学が分離独立に向けてなした多難な模索について歴史をたどるものである。

　さて，心理学のおもな概念のいくつかを批判的に見直すことが大切である。これらの概念がまさに歴史的だから…というのではない。唯物論と唯心論の対立，生得性と学習の対立などに話を限ったとしても，それらの対立はずっと続いている。たしかにこの本で取りあげる問題は今日でもまったく解決されておらず，これらの論争のどれもが終っていない。心理学の誕生の歴史を詳しく見ようとする理由は，これらの古くからの概念が，新しい文脈のなかで，すなわち19世紀初頭に近代科学が誕生したという文脈のなかで再び取りあげられたからである。そのとき新たな手法のおかげで可視世界の限界がのりこえられ，ある方法が事実の妥当性を保証し，議論は形式的ではなくなった。すなわちまったく現代的になった。その歴史を見つめるからといって，過去をふり向くのではない。歴史を見つめることによって，われわれの諸概念の軌跡を構築し直すのである。そうすることによって，その軌跡の一部でいま問題になっている部分しか考えなかったり，そのさまざまな経過や屈曲を忘れてしまうという過ちからわれわれは遠ざかることができる。

　この本が取りあげる5つのテーマは，心理学の誕生にまつわる広範な話題をたしかに覆いつくしてはいない。しかしこれらのテーマには，大脳と心の（混雑性，promiscuité ではなく）近接性（proximité）を示すという共通点があり，大脳と心という2つの極のあいだには心の*生理学*（physiologie mentale）とい

うべきものが成立する。たしかに，生物学と心理学の関係は当初から非常に興味ぶかいものであり続けた。すなわち生物学はほとんどいつも心理学を支配しようとしてきたが，心理学はあるときは生物学の要求に屈服しあるときは反発してきた。また，19世紀を際立たせたさまざまな発見やさまざまな概念は，20世紀の後半に心理学の概念的な領域を築きあげるために重要な役割を果たし，今でも果たし続けている。すなわち，1850年代に大脳研究が突然に出現しそれは誕生期の心理学を際立たせるものであったが，この出現に反響するかのように100年後に神経科学と認知科学が急速に発展したのであり，この発展が現代の心理学に与える衝撃の大きさをいまだに推し量ることができない。当書で議論される予定の項目は，よく知られたものである。すなわち一方で，心理現象を自然科学としてとらえることを拒み主観的実在とのつながりが失われることを恐れた心理学者たちは，生物学には還元的な唯物論と科学主義的な帝国主義が潜むとして生物学を拒否した。生物学者たちはというと，彼らは合理性をもとめ，あいまい主義と戦い，医学に役立つことを願ったので，心理学とは結局はつかのまの解決法あるいは経過的な分野にすぎない…という考えを抱いた。

　宗教のドグマや権力から自由でありたいと熱望する市民社会が19世紀初期に出現した。心理学をわがものにしようとした生物学がなした最初の試みを，この市民社会の出現と関係づけて考えるべきである。ずっと前から生命機械論者，唯物論者，観念学派のすべての人々は，合理的因果関係に支配され，また大脳の解剖学と損傷による結果の記述がもたらす経験的な新しい事実と矛盾しないような魂の論理を築きあげようとしていた。このような試みが，魂は分割できないと主張し続けるひとびととはじめから衝突してしまったことは重要である。魂をいくつかの能力に分割し，さらにそれぞれの能力に大脳の特定の座をあてがおうとすることは，実は互いに多少とも独立な機能の集まりに魂を還元させることであり，そのような解決策は魂の単一的な働きかたとは相容れないものであった。またそれは，主体を創造者との特別な関係から引きはなすことであり，さらに具体的には，神権を望む世俗権力による拘束（まさに主体への拘束）から魂を解放することであった。これほど過激にこの中心主義を疑うことを，ウィーン，パリ，サンペテルスブルグの宮廷は許せなかった。だから

中央の権力は，このような連邦的な主義に当然につよく反対し，とにかく単一性を取りもどそうとした．さらにこれらの権力者たちは，いや生物学者たち自身も，心理現象の働きをつねに単一的に説明してその説明を解剖学的および生理的な隠喩で飾りつけようとするひとびとに支持され続けたのであった．知能や意識などの全体的な機能を特別な神経構造に割りあてるというやりかたは，自我の単一性を保たせる唯一の機関を探し求めようとした例のひとつである．
　たしかに心理学は，哲学や形而上学とやっとのことで決別して誕生した．実験科学の仲間に入ったときに心理学は，人間とその深い動機を知るという当初の目的を裏切ってしまう危険にさらされたのではないだろうか？　主観性という，定義からして客観的に説明し難い現象を科学的に研究するとは，ワナではないか？　生物学によって人体の認識はできるようになるかもしれないが，人間の認識は秘められた次元，したがって哲学の次元に属するのではないか．心理学はこの違いを無視し，自らの真の独自性をあきらめてしまったとして非難された．たしかに心理学は，感覚の計測をもとにする外部感覚の物理学や，外からの刺激への反応の観測をもとにする内部感覚についての問題の多い科学を築こうとするたんなる「心理物理学」になった．さらに心理学は，個人を選別しさらには隷属させるためにすぐに利用可能な，適性についての生物学になってしまった．19世紀終わりから20世紀初頭に主流となった心理学は，生物学の手法を取り入れ生物学の考えかたを自分のものにしようとしてきたが，上のような批判はたしかにこの心理学におもに向けられる．
　したがって残された問題はまさに，形而上学から解放された心理学が，生物学の追従者になってしまうことも避けることができるかという問題である．いいかえれば，哲学とも生物学とも異なる，真に心理学的な科学分野はあるのかという問題である．そのような心理学は，それが記述する現象を他のレベルの概念に依存することなく説明できるのだろうか？　ある機械の真の機能や，その機能がどのように設計され作られたかを考えなくてもその機械の性能を解析できるように，心もたしかに解析できる．しかし心は機械ではなくて生命体に属している．心は環境にずっと適応してきた結果であり，さらに心の構造と働きは心を支える基体の構造と働きに密接に依存している．あとでさらに確かめることになるが，もっとも生物的でないものもふくめて心理学のほとんどの理

論は，大脳の仕組みを考慮せざるをえなかった。条件反射理論の場合がそうであった。その理論がもつ唯物論に批判的な人々から，パヴロフは必然的な時点で「神経主義」との告発を受けるのだが。行動主義者たちも，漠然と参照したにすぎずほとんど隠喩的なものではあったが，心理メカニズムの下位に大脳過程を考えた。最後に精神分析学も，いまは拒んではいるが，心理力学的過程が生物的に基礎づけられるとずっと信じてきた。

もし心理学と生物学が別の実在を表現するとしたら，両者の境界はどこだろうか？　心理学によってその法則と発生が記述される精神的内容という実在と，生物学によってその構造と仕組が記述される（アングロサクソンのいいかたを使えば）大脳「媒体」という実在がふつうは対比される。しかし，だからといって，ほんとうに別々の2つの実在があるということだろうか？　いやむしろ，同じ実在に2つの記述レベルがあるということだろうか？　人間科学と生命科学の区別はしばしば繰り返し主張されるが，誤解を与え続けているのではないだろうか？　生命なしに人間を考えることはできず，さらにわれわれが種の進化をへて到達したという点で人間なしに生命もまた考えられない。フロイトもチョムスキーもこの事実から逃れることはできなかった。もっともその後の精神分析学や正統的な認知主義の支持者たちは彼等の理論のなかで，心が単独で発生するというための論拠を捜し求めたのだが。

1850年ごろに生物学が生命体と環境の関係についての一般的な理論として出現すると，人間による特別の支配という信念ははっきりと終わりをつげた。自然は一足飛びには進まず，種のあいだが非連続にみえても隠されたリンクが発見されるにつれ非連属性は消失するだろうということを，生物学は示しているように思われた。19世紀の研究者たちが大脳研究にあれほど引きつけられたのは，このためである。彼らの考えによると，「進化」とは当然に進歩の要因である。だから，もっとも進化した種の優位性が，その生物的な特徴とりわけその大脳の大きさと複雑さにあるはずである。種を分けへだてる差についてのこのような説明は，個体差にも拡張される可能性はないだろうか？　原始人が文明人よりも劣り，知的障害者が知的な人間よりも劣るというのは，スケールの違いは別にしても，人間がサルよりも優れるということを裏返した見方ではないだろうか？　まさにこの見方を病理に応用して，大脳損傷の結果や精神

病が，欠損さらには進化と逆方向の退歩として記述されるようになったのである。

　心理学のおもな概念を歴史的に回顧すると，大脳と心の関係についてなされた生物学的，医学的，人類学的，社会学的なさまざまな取り組みをよく理解することができる。それらの取り組みはそれぞれのレベルでいつも，大脳と心をほぼ完全に融合させる隠喩あるいはそれらをほぼ同一視する隠喩をあたえつづけた。当書ではまず，大脳局在の発見という大きな科学的事件の帰結をみることにする。人間の脳があらかじめ決められた筋書にしたがって整然と発達し，しかもそれは他の種における発達と連続なので，系統発生についての決定論的な考えが強固に浮上した。しかし局在論への抵抗がもっとも激しかったのは，この点においてではない。なによりも心の単一性が保たれるべきであって，心をいくつかの心的器官に分割させたり，それと同数の別々の大脳領域にそれらを局在させるべきではないというのだった。高等な精神機能を前頭葉に割りあてるというのは，この主旨にそったひとつの試みだった。大脳のこの広い領域は非興奮性であり症状を示さず見かけは均質でそのうえ人間に固有なので，階層的に上位にあり心の活動全体を支配する機関の実体としてふさわしかったのである。

　生得説はその不平等な前提により拒否され，それに代わるものとして経験論がふたたび取りあげられた。神経中枢をつなぐ解剖学的経路を伝播する諸感覚の連合から観念が生じると主張されたので，新たな角度から自我形成が考えられることになる。外部状況への適応は19世紀の生物学と心理学の中心課題であったが，それにより経験論は社会的に正当化された。経験論と相補的な考えかたによると，心の中味は生得的あるいは獲得された反応の全体に結局は関係づけられ，さらに反射という同一機構を使う。それでも経験論は，人間が自分独自の環境を築きあげる可能性を予見させてくれた。

　しかし適応には，まさに環境条件に適応したものが好まれる選択という道筋もある。この選択の過程で，精神的な要因が作用する。すなわち知能とは，それをもつものを競合でもっとも有利にする究極の要因となる。遺伝学者が好む表現のいくつかを使えば，「エリートの生物学」や遺伝にもとづく精神的「貴族」への信仰などが今日ふたたび話題になっているが，生物学をいまだに支配

するダーウィン前と（とくに）以後の諸理論がそれらの根源である。

　この本は結局は生命について考察することを目指している。ここで取りくむのは，心が身体の諸機能と結びついているように思われるさまざまな文脈での心の性質という問題である。一見逆説的ではあるが，これこそが，さまざまな生命現象のなかで心を本当に自律的にさせているものを理解するための条件である。

目　次

はじめに　*1*

1　機能局在 ……………………………………………………… *9*
　フランツ・ガルの闘い　*10*
　局在論の科学的なひろがり　*15*
　　解剖学的な議論　*15*
　　生理学的実験から導かれる議論　*20*
　　解剖 - 臨床的観察から導かれる議論　*26*

2　高次精神機能の大脳局在 ……………………………………… *39*
　ヒッチヒからジャコブセンまでの実験的研究　*41*
　ヒトの前頭葉症候群　*47*
　前頭前野切断術の生死　*53*

3　観念の連合 ……………………………………………………… *61*
　連合主義の誕生　*61*
　連合主義者の神経学　*67*
　末梢主義者と中枢主義者　*74*

4　反射経路 ………………………………………………………… *83*
　調整の要因としての反射　*87*
　反射から客観的心理学へ　*93*

5 大脳の堕落──────109

　見えない損傷　*110*

　精神医学における変質の理論　*114*

　遺伝的天才　*125*

おわりに　*137*

エピローグ　*141*

訳者ノート　*143*

注　　釈　*147*

引用文献　*171*

索　　引　*189*

1 ▶ 機能局在

　生物学者の望むことは，まず機能をはっきりと見定め，ついでそれを解剖学的構造の活動に関係づけること，いいかえれば機能を局在させることである。19世紀初頭以来生理学は生命を合理的に説明しようとしてきたが，その生理学にとって，さまざまな器官をこのように専門化することが基本理念の1つだった。この局在化への歩みをもとに次に築かれたのが，全体の調和ある働きを説明するために相補的に必要な，協調や調節という概念だった。すなわち諸器官は，互いに異なりはしても，生命体という単一の原理に属し，生命体の維持と存続を保証する。しかし，大脳の場合は，特別だった。この器官を記述するのは容易ではなく，それが生命体の働きにどのように寄与するのかはその解剖よりもさらに不明確だった。ドルバック男爵（訳注：フランスの哲学者，1727-1789）などの「唯物論者」ついでカバニス（訳注：フランスの医者，哲学者，1757-1808）などの「観念学派」は，唯心論という伝統と衝突しながらも，魂と大脳が密接に関係し一体をなしさえすると言明した。しかしそれは，もはや知識人のあいだで反論されるものではなかった。この立場は別に二元論の拒否と矛盾せず，とくに教会の教義の本質を問題にしたのでもなかった。つまり，大脳がじっさいに単一の器官であったように，心自体も単一のままであり続けたのである。自己の単一性を生みだすために心は分割されないという原則にそって，また心が作用するためにはすべての能力とすべての概念の共同を必要とするという原則にそって，心は単一のままだった。

✱ フランツ・ガルの闘い

　大脳局在論という見解をはじめに支持したひとびとは，まさにこの思想上の戦場で闘ったのである．大脳は，もはや普通の意味での器官とは考えられなかった．たしかに大脳は，それ自体でひとつの生命体である．魂も心も生理的機能とはいえないから，大脳は魂の器官とも心の器官ともいえない．魂や心は，いわば人為的に，あるいは形而上学的にひとつとみなされているだけである．生理学者は，生命体の残りの部分と同じように，魂や心の真の構成要素を同定できるようになるべきである．知能は複数の「特殊な機能」からなり，そのそれぞれが特殊な神経と特殊な器官をそなえる．そうすると大脳とは，「諸器官」が集められ組みたてられた「連邦」の場所だということになる．

　この時代に生まれた大脳局在の概念は，根本的に新しい．多くのイコンにより伝えられてきたガレノス（訳注：古代ギリシャの医学者，哲学者）以来の局在の概念によると，心は3つの要素（思索，記憶，想像）に帰着されて3つの「脳室」に局在させられる．しかしガルの時代の局在の概念は，これとは大きく異なる[1]．それは，魂あるいは「共通感覚」が宿るべき唯一の場所をまさに探しもとめていたデカルト時代の概念とも対立する．新しい時代が「ついにガルとシュプルツハイムとともに始まる」（J. スリー[2]）．彼らの人物像は定まらず，彼らの科学的著作も著しく不均一な内容であったが，局在「学説」の発案は当然に彼らに帰するとされ続けている．実は，ガルが自ら「器官学」と呼ぶものを公言したのは，彼がヨーロッパ中で行った多くの大衆向けの実演においてであった．彼はそれで大評判を得るとともに，後に見るように当時の権威者たちと多くの衝突を引きおこした．権威者たちは，これほどあからさまに唯物論的な理論が広まるのを放置しようとはほとんど思わなかったのである．実は，彼の器官学には多くの側面があり，それらのすべてが同じ命運をたどったのでもなければ，それらに同じだけの科学的重要性があったわけでもない．もっとも人気があった側面は，骨相学というもっとも疑わしいものに発展することになる．骨相学の基となった着想とは，さまざまな精神機能に対応する大脳器官が発達すると，大脳に大なり小なり目立つ凸部ができて頭蓋骨上に現われる

(「大脳-頭蓋骨」理論によると，頭蓋骨は大脳にそって形づくられる）というものであった。だから頭蓋骨の触診（頭蓋診察）をすると原則的に，ある人に

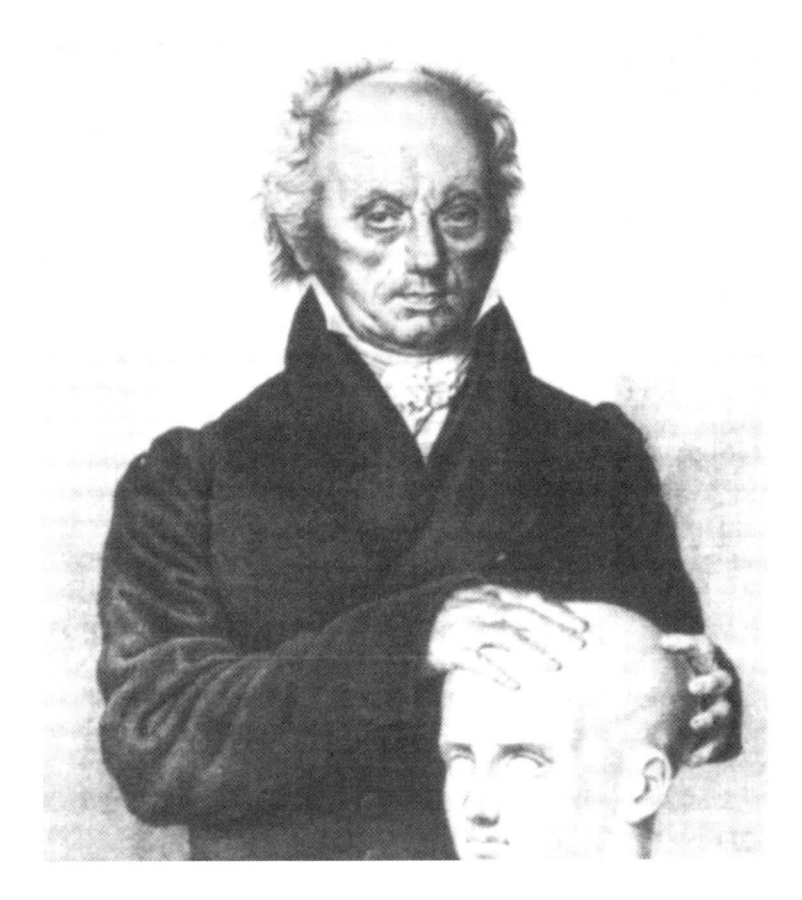

図1．頭蓋を触診するフランツ・ジョゼフ・ガルの自画像

　1758年にBadenに生まれたフランツ・ジョゼフ・ガルは，1828年にパリで死んだ。彼はストラスブールで研究ののちウィーンに住み，1796年以来大脳の解剖学と生理学に興味をもった。彼が非公式な集まりで講義や実演することを，フランツ2世は「唯物論」と「無神論」ゆえに1801年12月に禁止する。彼に好意的な多くの仲裁にもかかわらずその禁止は続き，ガルは助手のシュプルツハイムとともに帝国を去った。1807年に居を移したパリで科学的著作を著わす。すなわち1810年と1819年のあいだにパリで『神経系の解剖学と生理学』という4冊の本を出版した。死後，彼の頭蓋骨は弟子たちに引き取られ，現在それはパリの人類博物館に置かれている。

おいて諸機能がどの程度発達しているかが分かるはずであった。ガル自身が得意としたこのテクニックはその後に商売として大いに利用されるようになる。ガルの弟子で協力者でもあったシュプルツハイムはイギリスにこの骨相学を伝え，それは多少とも学術的な組織の仲立ちで科学界および文学界に大きく広まり，また多くの著作者たちにはじめてその生理学を知らせることにもなる[3]。

　ガルとシュプルツハイムが『*神経系一般とくに大脳についての研究*』というテーマの論文をフランス学士院で発表したとき，すなわち1808年3月14日に，大脳局在について真に科学的な論争が白日のもとに始まった[4]。この論文の著者たちは，大脳の物理的構造と矛盾しない大脳機能の学説を確立しようとしていた。解剖学は大脳を構成する個々の装置が多様であることを示せる。しかし一方で形而上学は，「漠然とした思弁に没頭する権利をもつにせよ，魂の働きがあまりにも覆い隠されているので，そこに諸器官をあるいは物質的な諸条件を見いだすことは不可能だという」ことしかできない。これとは反対に，大脳の明瞭に異なる諸構造が魂の明瞭に異なる諸機能すなわち本能，感情，性癖，才能，情緒一般，道徳的および知的能力…を担うのだということが示されるであろう[5]。ガルとシュプルツハイムは，はじめての本格的な大脳領域地図のなかで，これらの「局在」を同定し番号を割りつけた。これらの局在化は，大脳表面に認められるさまざまな脳回（訳注：脳表面の皺の凸部分）になされた。じつはガルが局在させた能力を並べてみると，それは不均一な諸機能が混ぜ合わされたものであって，きちんと定義されない特性の隣に認知機能が置かれたりしていた[6]。あれこれの能力の局在場所を決めるのに使われた方法とは，ガルとその弟子たちが行ってきた骨相学の経験にもとづいたものであり，そうしてできた地図は恣意的で，後の人々には実際にはまったく注目されるものではなかった。さらに，いくつかの局在化（たとえば「言葉の記憶」の座を前部の脳回に局在させたこと）はその後の研究で確立されるが，そのような局在は経験的方法で確定されたものではなく偶然の幸運によるのではないかと思われる。

　ガルの器官学が革新的，それどころか扇動的なのは，その解剖学的な結論よりもむしろその哲学的な想定のためだった。つまりガルは個人が生物学的に決定されるという説を主張したのである。それはフランス革命以来の平等思潮と

はあきらかに反対の立場であった。また，国家だけでなく心にとっても不可欠な集中化された組織，つまりフランス共和国や個人の非分割性を説明するために，フランス革命は旧体制から単一の「創造者」や至上の「存在」という概念を引きついだが，ガルは心が諸能力に分割されると主張することによりその概念を疑問視したのである。彼の器官学のひとつの帰結とは，「人間はその組成の枠のなかに永遠に限定される」，また大脳を構成する「器官」の数は固定されているので人間の心は新しい能力を得ることもなければ失うこともない，というものであった。だから人類は不変であろう。個人差を作りだすものは，社会制度でもなければ教育の効果でもなく，既定の諸能力の発達具合である。そうすると，凡庸な能力が優れた能力を圧倒するという分布になってしまう危険がある。「人間が多数により統治され，規則や決定や法律が投票の多数で決められる」社会制度においては，「凡庸が天才に勝ってしまうだろう[7]」。自然が作りあげた大脳の物的構成のままになってしまった人間は，善良であろうと望もうが邪悪であろうと望もうが，自分の思いどおりにはならない。すなわち，人間は自らの生得的な特性と性向にしたがうしかない。良い行動も悪い行動も「意のままにできないという不可能性のなかに」おかれた各人は，それらの行動を押しつけられる。というのも，これらの行動は，大脳のあれこれの部分が他の部分の活動とは独立により強く活動することに関係するからである。このようなガルの確信は，彼が多くの精神病者や犯罪者の頭蓋を研究して導いたものだった。

　ガルとシュプルツハイムによる論文の結論を検討するため，学士院は専門家委員会を作った。それにはピネル，ポルタル，サバティエ，トゥノンが参加し，ジョルジュ・キュヴィエ男爵がその報告者となった。何度か続いて開かれた会議でキュヴィエは報告を読みあげ，2つの議論を述べた。彼はまず，その論文の著者たちが解剖学に新しく重要な貢献をなしたと認めた。といってもその論文は，大脳半球の灰白質の性質についてのいくつかの考えかたを疑問視するものだった。というのはその当時，「皮質」はそこを走る血管が多いことから分泌の器官であって，「髄質」（白質）はというと皮質が分泌した生成物を導くための排泄場所だと考えられていたのである。反対にガルは，白質を構成する繊維束といわゆる大脳皮質とのあいだの連続性を説得力のある方法で確立したよ

うに思われた（後述）。その一方で，論文の「生理的な」部分には，どんな学術機関も関係しえないような個人の道徳的および知的素質にかかわる考察が含まれているので，この部分について意見を述べることを委員会は拒否するとキュヴィエは明言した。意見を述べないどころか，キュヴィエのその論評は哲学の伝統を厳密に反復するものだった。すなわちその報告によれば，「大脳の機能はまったく異なる種類のものである。大脳機能とは，感覚印象を神経で受容し心にただちに伝達し，心が望むときには（…）その印象の痕跡を保存したり再生したり（…）し，最後に意思の命令を筋肉に伝えることである。ところでこれら3つの機能は，相互干渉を前提とする。この相互干渉は，分割可能な物質と分割不可能な自我からは永遠に理解できないもので，われわれの概念体系のなかの乗りこえ難いギャップであり，すべての哲学者を永遠につまずかせる石である」。魂と身体の関係を「われわれの精神がとらえるのは難しい」という本性的な事実があるからといって，すべての神経が集まり出ていく大脳のひとつの領域，「解剖学でいうところの魂の座」を探しもとめることを断念してはならないだろう，とキュヴィエは考えた。「脳のどの場所に，あるいはその組織のどのような状況に，知的機能は結びついているのか」をわれわれはまだ知らない。つまり粘液腺，松果腺，あるいは乳頭突起のどこが共通感覚の座という役割を果たす場所なのか知られていない。ところで，このような考えかたは，ガルの説とは明らかに対立していた[8]。ガルの主張によれば，心はいくつかの能力に分割され，それぞれの能力に固有の神経の座がある。すなわち「あきらかに区別される複数の大脳機能と同数の特別な装置から大脳は構成される」。

　高位の仕組みについては，ガルはたしかに譲歩しようとせず，彼の論評のせいで取り返そうにも取り返せなくなってしまった。じっさいには「基本的な」能力だけに大脳器官があるのであった。中世スコラ哲学から引き継ぐ記憶，判断，想像などの「いわゆる魂の諸能力」は基本的な能力ではなく，むしろすべての能力に共通な一般的な特性だったから，それらはそれ自体として局在化されるようなものではなかった。たとえば記憶は（計算，場所，音楽…などのための）専門化したもろもろの記憶と同じ数だけに分割され，それぞれがその真の能力に対応する中枢に割りあてられるべきであった。同様に，知能や理性はわれわれの知的能力の総和を表わす抽象的な言葉にすぎず，また意志もいくつ

かの精神的エネルギーの総和にすぎないものだった。このようにガルは，哲学的な正統性を部分的に残したために，科学的要求を満足させることができたはずの最小限の局在理論という可能性をはじめから打ち壊してしまったのである。

　学士院の会議に出席していたラマルクは，つぎのように自問した。「『魂』とよばれるこの独自な存在とは何だろうか？（…）それは特異な存在であり，大脳の作用と関係するといわれるが，この器官の機能は，その個体の他の器官の機能とは別種類のものである。この奇妙な存在について，私にはその性質の典型例となるものをまったく思いつかない。その性質の法則が十分に研究されていない以上，誰も取り除くことができないでいる困難を解決するために私には想像上の手法しか思い浮かべることができない⁽⁹⁾」。単一の心を構想しようとする科学界はこのように難色を示したから，自らの神権を主張し保護し続けた政治権力の関心は明確に敵対的になった。ガルはまずオーストリアで，「唯物論」ゆえに教えることを禁じるという批判にさらされた。ナポレオン自身も，パリに亡命した「ドイツ人医師の唯物論」にずっと嫌悪を抱きつづけた。ガルはこれらの批判にきっぱりと答えた。「ガッサンディの反対にもかかわらず血液は巡る。教皇の破門にもかかわらず地球は回る。ソルボンヌの判決にもかかわらず動物は自動機械にすぎない。ナポレオンとその追従者たちにもかかわらずドイツ人医師の大脳解剖学および生理学は存続し，存続しつづけるだろう…⁽¹⁰⁾」。

✕ 局在論の科学的なひろがり

　局在論を基礎づける科学的な論拠には多くの種類がある。さまざまな手法（解剖学，生理学，臨床科学）による論拠を順々に提示することになるが，それらは実際は時間的に重なりあっているから，ここで提案する分類には意図的なところがある。最近多くの本があってそれらを読むと歴史の流れを再構成できる⁽¹¹⁾。

解剖学的な議論

　大脳の解剖学的知識は19世紀はじめの数年に急に進歩した。方法の革新

（解剖試料のアルコールによる固定，切片をもとにした記述ではなく大脳全体の解剖）がひとつの理由である。より大切なのが概念上の革新であり，それにより秩序ある過程の結果としてヒト大脳の形態が生じると理解されるようになった。つまり，大脳皮質の解剖的構造は渾沌としているように見えるが，胎児発生の過程で段階的に構成されていく様子を調べるなら，この構造はまったく別の意味をおびる。すなわち胎児のしわのない皮質の上に，徐々に脳溝と脳回からなる一定の構造が現われることが分かる[12]。同様に，さまざまな動物種の大脳を比較解剖することにより，大脳皮質の記述には系統発生の次元が加わる。ガルの弟子ルーレは「大脳の脳回の類似度によって哺乳類は分類される」と結論する。この分類にしたがうなら，似かよった能力の動物が近くに，異なる能力の動物が遠くに位置づけられる。したがって「大脳回のない哺乳類は，その構成がもっとも不完全な種類に属する」。このような新しい考えかたによって，1850年ごろにはヒト皮質の葉，回，溝についての解剖学が実質上決定づけられた[13]。

　大脳の解剖学的知識がいかに刷新されたかを概観するにあたり，まずガル自身の貢献をとくに取りあげる必要がある。ガルとシュプルツハイムは，ヴァロールとヴィユサンスによる切片という伝統的な手法と決別し，ずっと前に使われていた解剖の方法をふたたび取りあげた。彼らは脊髄を構成する繊維束を先のなまった道具を使って削り取り切り分け，脳幹を経て皮質までその走行をたどった。そのようにして彼らは，皮質深部にある白質がほとんど脊髄にむすびつく繊維束であることを確かめた。白質にはまた，皮質の諸領域をつないだり脳梁を介して両半球をつなぐ繊維も含まれていた。また，皮質を覆う灰白質はそこに分布する繊維と連続している。またガルは，灰白質が皮質だけに限られるのではなく脊髄と脳幹にも存在し，そこで「神経の母胎」を構成することを確かめた。さて，ガルにとって皮質とは，脳回の非連続さが想像させるものとは逆に，単一で連続な構造である。脳室の中に指か弱い圧力の水流を入れると，この点が明らかに示される。すなわち皮質はしわが延ばされて均一なマントのようになる。皮質が一様な構造だというこの概念を，ガルは自らの解剖学で確立できたと考えた。しかしこの概念は，皮質が解剖的に区分けされることを含意する精神的諸能力の局在という概念とは明らかに矛盾していた。少なくとも局在の問題には批判的だがガルの

解剖学的知見をよく知っていたガルの同時代人たちは，もっぱらこの矛盾を中心にして彼の著作を評価するようになる。公的な保守主義を擁護する役割をキュヴィエから引きついだ一人のフルーランスがそうであった。彼は「骨相学という非常識な体系」には反対したものの，ガルが大脳解剖学の真の創造者だと考えた。フルーランスは次のようにいった。「ガルが大脳を解剖するのを初めて見たときに私が抱いた印象を，決して忘れられないだろう。私はこの器官をそれまで見たことがなかったかのようだった[14]」。

さて大脳皮質の記述に関してもうひとつ重要な段階は，灰白質の内部構造についての発見である。バイヤルジェの観察以来，それは解剖学者たちにとって文字どおり興味の中心となっていた。バイヤルジェが使った方法は 1840 年の論文ではじめて示されたが，それは一見非常に簡単だった。「垂直に切って，皮質灰白質の非常に薄い切片を取り出す。それを 2 枚のガラスのあいだに挟み，動かないようにロウで接着する。ついでそれをランプの光にかざし，透かして調べる。こうして準備した灰白質の層がもし一様で単純なら，光はそのまま透過するだろう。一方その厚みのなかにひとつあるいはいくつかの白い薄片があれば，不透明さからそれらを認めることができるだろう」。30 人以上のヒトの大脳とさまざまな動物の大脳で行ったこのような観察の結果は 3 つからなる。まず「大脳回の皮質は 6 層からなり，内から外に向かって灰色と白が繰りかえす[15]」ことをバイヤルジェは確認する。さらに層のそれぞれの厚さは，調べる領域によって異なる。最後に白質と灰白質は連続する。すなわち繊維は白質を出て，さまざまな層を通過しながら表面にいたるまで灰白質を縦に貫通する。皮質のこの層構造（これを見てバイヤルジェは，ボルタの電池と似ていると思った）と，皮質と白質のこの密な繊維連絡は，皮質が上位の役割を担うことをまさに証明するものであった。皮質の量ではなく，脳回のしわで拡大された表面積こそが，大脳のこの部分にとって重要である。「もっとも知的な動物がもっとも皺の多い大脳をもつだけでなく，それ固有の脳回をもつことを考えるなら，また皮質表面の炎症でせん妄状態が生じやすいことや，狂気の人で皮質の層が変化していること（…）や，認知症で脳回が萎縮していることを思いだすなら，大脳表面が重要な役割を果たすとためらわずに考えることができるだろう[16]」。

固定と切片づくりの技術が完成し，組織試料が顕微鏡で観察され，とりわけ

神経組織を染色する技術（とくに，ニッスルの手法による細胞の染色とヴァイゲルトの手法によるミエリン染色）が導入されると，1865年ごろにもうひとつの決定的な進展がもたらされた。この進展は，とくにマイナートとフレッシッヒの研究のおかげである。すでにガルとグラシオールによる記述を通して，脊髄あるいは感覚器官と連絡する長い神経路と，脳溝を迂回して脳回を互いに結びつける短い神経路とが区別されていた。しかしマイナートはこの区別を構成上の原理にまで高めたのである。すなわち，感覚器官の全体を皮質にむすびつける投射経路つまり「動物の身体全部が神経により投射される領野」が，脳後部の領域に局在させられた。連合経路については，反対に大脳前部だけに帰属させられた。マイナートのこの仮説が可能性を秘めているのは，フレッシッヒの研究から明らかである。フレッシッヒは1872年以来胎児あるいは新生児の大脳にミエリン染色の方法を使い，誕生時には大脳構造のわずかな部分しかミエリン化（訳注：神経軸索がミエリン鞘とよばれる鞘で包まれるようになること）がなされていないことを確かめた。じつは，ミエリン鞘の発生は正確な時間経過にしたがう。すなわち，フレッシッヒが（体制-運動，聴覚，視覚，嗅覚の）4つの「感覚領域」と名づけた皮質の投射系が，最初にミエリン化される。連合の中枢（頭頂-後頭領域と側頭の大きな部分をふくむ後ろの中枢，前頭前野と島皮質に対応する前の中枢）はずっと後にしかミエリン化されない。これが「ミエリン発生の基本法則」である。このようにフレッシッヒは繊維束がミエリン化される時間経過を研究して，皮質に36個の別々の領域を同定するにいたった。しかし，その手法は容易ではなく不正確で，なによりも細胞構築学と競合したから，皮質領域のこの分類は採用されなくなる[17]。

　フレッシッヒの基本法則は，個体発生の段階は系統発生の段階を繰り返すというエルンスト・ヘッケルの有名な「生物発生の法則」を神経学的に展開させたものだと見ることができる。「反復」の理論といわれるこの理論は，多くの著者たち（のちに見るようにそのなかにはスペンサーとダーウィンがいた）に明にあるいは暗に受けいれられて，19世紀末まで流行しつづけたものである[18]。もっとも遅くミエリン化される皮質領野は，投射系とは異なって感覚器官から直接の投射を受けず連合路で相互結合される領野であるが，それはもっとも進化した動物種で現われる領野であり，またヒトでもっとも発達する領野で

もある。フレッシッヒは1896年の『脳と心』（Gehirn und Seele）という著作のなかで，すでに広く認められていた考えにしたがって，この領野を精神機能（Cogitationszentren）の座だとした。彼によると後部の中枢は，感覚領域で形成された「イメージ」の構成にかかわる。この問題に関して彼は，バッハ，カント，ガウスといった著名人の頭蓋骨を骨相学的に調べ，それらのすべての人で頭頂の骨が大きく発達していたと述べた（骨相学に少し譲歩した）。前部の連合中枢もすべての感覚領域と結合するが，この中枢は快不快を反映するイメージや本能的欲求，一言でいえば自我意識を可能にしわれわれの行動を調整するものにかかわる[19]。このフレッシッヒの研究は，フォン・モナコフに引きつがれることになる。モナコフによると「機能の重要性と緊急性」に応じて，より複雑な「本能」が段階的に設定されていくが，そのときにミエリン化が役立つ。すなわちもっとも進んだ発達段階にいたるまでは役にたたない連合はなかなかミエリン化されない状態にとどまるというやり方で，繊維はミエリン化される[20]。

　マイナートのもうひとつの貢献は，皮質の細胞層を体系づけたことである。多くの研究者にとっての問題は，もはや透明度という基準だけでなく細胞の種類の分類にもとづいて新たに記述を行い，それをバイヤルジェの古典的な縞模様に一致させることであった。フォン・ケリカーが1852年に提案した3層への分割にかわって，マイナートは1867年に5層への分割を行い，それは長いあいだ基準となる。彼は皮質表面に小細胞の層を見つけ，ついで小錐体細胞層，大錐体細胞層，不規則な小細胞層（顆粒層とよばれる），最後に紡錘細胞層を見つけた。これらの層の厚さは皮質の領域によって異なる。ある解剖的領域ではいくつかの層が二分される，たとえばマイナートは後頭部領域を8層に分けた。1874年にベッツは「5層構造は皮質の一般的形式だと考えられる」と述べ，この一般的な図式を確認した。ただし「ヒトの皮質のほとんどの部分は，それにまったく特徴がなくとも，あるいは特徴的な葉あるいは脳回の形をしていても，あるいは脳回の一部分という形であっても，ある特異的な構造によって区別される[21]」。皮質細胞層の構築を現代的に記述するにいたる最後の段階が，1890年来のサンチャゴ・ラモニ・カハールによる研究である（その前に，硝酸銀に浸透させるという有名なレアジオネラの技法を開発したゴルジの1882

年の研究があるが)。彼が革新的な点は,細胞の種類だけでなく,灰白質を通過したりそこから出てゆくさまざまな種類の繊維と細胞との結合を正確に記述したことにある。カハールが採用した図式によると皮質は7層からなり,その第5層は顆粒細胞であった。これは現在のブロードマンによる6層の図式ときわめて近い。

20世紀初頭にキャンベルと,とくにブロードマンは細胞構築のデータを用いて,フレシッヒの皮質地図に置きかわるような地図を完成させた。ブロードマンが1908年にはじめて出版したヒトの皮質地図は古典となり,皮質を52の領域に番号づけることは今でも行われている。しかし皮質をその構築だけからはなかなか区分けできないことが明らかになってきた。セシルとオスカー・フォークトによるミエリン構築にもとづく地図では200以上の異なる領域(そのうち66領野は前頭領域だけに属する)が記されており,より合理的なフォン・エコノモの地図では100領域以上に分けられている。1947年にフォン・ボーニンとベイリーは,視床からの投射の分布にもとづいて皮質領域の新しい分類をはじめた。そこでは,前頭連合領野と頭頂-後頭領野が関係し6層が等しい「同形」皮質という概念と,細胞層の厚さが同一でない「異形」皮質という概念が示されている。異形皮質に関して,運動領野と運動前領野では顆粒細胞がない(顆粒層はそこでは非常に縮退している)が,第1次感覚野では顆粒細胞が多い(顆粒層が厚い)。フォン・ボーニンとベイリーは,領野を26以上には区別できないと認めることになる。ずっと後になってようやく1970年代はじめに,順行性および逆行性トレーサーの組織学的技法と神経化学のおかげで,皮質の記述はさらに押し進められることになる[22]。

生理学的実験から導かれる議論

外傷性の脳損傷は外からその位置を確認できる,つまり損傷が脳のどの部位にあるかがはっきりと分かる。18世紀末の外科医たちはそのような損傷を受けた患者を観察し,頭蓋に穴を開けた外傷に由来するマヒや痙攣のほとんどが,その損傷と対側に現われることを見いだした。そこで彼らは,身体の一側の運動性と感覚性が対側の大脳半球に依存すると推察した。ところが動物でこのような損傷を再現しようとすると,観察のために術後に十分長く生かすことがで

きないという技術上の難問に直面してしまった。つまりローランドなどの実験家は出血，大脳浮腫，感染などの問題に遭遇したために，この種の研究は長いあいだ進まなかった。しかしフルーランスは頭蓋骨を大きく開けることで出血を管理しやすくできたので，これらの障害をついに克服した。彼は実験モデルとしてハト，まれにはウサギを用い，脳を少しずつ切り取るというやり方で，小脳や大脳葉などで解剖的に限定された脳の一部を完全に摘除した。それらの摘除で動物の行動がどのように影響されるかを観察するなら，その壊された領域の機能を裏返しで推察できるはずである。ところが，フルーランスは大脳の各部分には「特異的な性質，固有の機能，明確な作用」があるはずだと言いはしたものの，機能についてのあまりにも限定的なリストしか作らなかったために，観察は限られたものになるとともに，ガル以来の局在理論の結論とは逆の結論を導いてしまった[23]。実際，脊髄前部に筋を収縮させる興奮（「動く」こと）が，脊髄後部に感覚（「感じる」こと）が，そして小脳に運動の協調が局在すると推測しただけだった。大脳葉については，「知覚する」ことと「意欲する」こと，一言でいえば「知能」が関係するとされたのである。というのは，大脳葉を段階的にすべて取り除かれた動物は，自発性をまったく失ったからである。そのような動物は動こうとする「きっぱりとした意志」あるいは意欲する能力を失った。しかし，外から加えられた刺激に反応したり逃げたりはするので，動く能力は失っていない。皮質は意志や知能など全体的な機能をになうと考えられ，機能分化はまったくないとされたのである。これこそが，心を完全に分割することに反対し伝統的な哲学理論の守護者であったフルーランスが追いもとめたことだった。フランスアカデミー会員で貴族院議員という彼の立場による威厳のせいで，彼の意見は長らく影響力をもつようになる。局在論の敵を自認するすべての人々は，彼の意見を繰り返すのが常だった[24]。

　大脳局在についての生理学にまさに革命をもたらしたのが，皮質を電気刺激するという手法であった。多くの試み，とくにフルーランスの弟子であるフランソワ・マジャンディの試みは，はじめはうまくいかなかった。これらの結果から，皮質は興奮しないというドグマができ，ついには皮質が「共通感覚」の座という全体的な役割を果たすのだという考えかたができあがっていた。しかし，1860年代はじめにベルリンのエドワード・ヒッチヒは，頭蓋大脳傷害の

患者の後頭部をガルバニ電流源を使って電気刺激すると，眼球運動が容易に引きおこされることを確かめた．彼はこの動きが皮質に由来するのだろうかと疑った（彼はむしろ，頭蓋底部に電流が拡散したと考えた）が，ウサギでついでイヌで実験を繰り返して成功をおさめた．彼はこれらの実験から導いた結論を，フリッチと共著で1870年に出版する．それによると，大脳凸部の一部すなわち前頭部は運動性だが，後頭部はそうではない．「運動性の部分を電気で興奮させると，身体の反対側で一群の筋が収縮する．非常に弱い電流を使うなら，これらの筋収縮を狭い範囲の筋群に局在させることができる[25]…」．刺激位置をずらすと，別の筋肉群が収縮する．刺激したあとも針をそのままの位置に残すことで刺激の解剖的位置を確かめてみると，どの動物でも再現性よく同じ結果が得られることが分かった．このようにしてフリッチとヒッチヒは，首，前足，後足，顔のそれぞれを興奮させる4つの焦点を区別することができた．

この興奮性領域内での配置地図に加えて，興奮性領域と非興奮性領域の区分けこそが，皮質表面での機能局在を支持するための有力な実験的論拠となった．他の著者たちは刺激実験を行って否定的あるいは一定しない結果を得ていたために周知の誤った結論を導いていたが，まず，そのような結論は，この区分けされるという事実によって説明される．また，この区分けは局所的破壊実験を方向づけて，刺激のデータを参考にして破壊実験が行われることになる．まさにそのようにして，フリッチとヒッチヒは2匹のイヌで興奮性の領域を摘除した．手術直後に，それらのイヌは損傷の対側で運動障害を示した．すなわち足が弱って転倒したり前足の位置がおかしくなったりした．ところが，これらの動物で運動機能は不完全にしか失われなかったのである．すなわち随意的な運動性は障害されたが，筋肉群は無傷なままの他の経路から運動性信号を受けとり続けた．まるで「筋肉感覚」という仮説的経路の終点をその損傷が破壊したかのように「四肢の概念あるいは完全な表象を形成する能力」が失われたのがこれらの障害の原因だろう，とフリッチとヒッチヒは考えた．

数年後にデービット・フェリエはまずイヌで，ついでサルで（ガルバニ電流ではなくファラディー電流を使って）似た実験をした．その結果はすぐに局所切除実験で補完され，さらにフリッチとヒッチヒが数年前に得ていた結果が完全に確認された．その概括的な結論によると「皮質には，特定の機能に対応す

る『いくつかの領域』が存在し（…）皮質損傷による効果はその場所に依存する(26)…」。ところで，刺激と摘除を組み合わせた手法を用いてローランド溝（訳注：大脳皮質外側面の中央を縦走する溝，中心溝ともいう）の前に運動性の皮質領野地図を，そして後ろに感覚性の地図を確定するのは，別の意味で簡単には進まないのであった。すなわち，フェリエによると，ローランド溝の前および後の領域を刺激すると運動が引きおこされ，また彼が信じるところによれば，それらの領域が破壊されると触覚と筋肉感覚は侵されないままマヒが引きおこされるので，運動皮質はこれら前後の領域に広がる。サルでも研究していた神経外科医のヴィクトール・ホースレイは，はじめはフェリエの見解が確実だと考えていた。しかし，ローランド野（訳注：ローランド溝直前の中心前回と直後の中心後回）を摘除するとマヒのみならず感覚障害が同時に現われることを多くの患者で確かめ，その後にはじめて「感覚−運動」性皮質という考えに参画するようになる。この点に関して彼は，すべての精神機能が感覚−運動過程の連鎖に帰着するとしたジャクソンの影響を受けている。皮質摘除によるマヒがいわゆる運動の障害ではなくむしろ運動の感覚的イメージの喪失によるとしたその後のすべてのひとびとは，このジャクソンの考えかたに追従することになる(27)。

ずっと後の1901年にシェリントンは（共同研究者のグリュンバウム嬢とともに），類人猿では（電流の強さを適切な範囲に保つという条件下で）ローランド溝の前の領域に与えられた刺激だけが運動を引きおこすことを示し，ローランド溝の後の領域は電気で興奮しないことを確認した(28)。さらにグリュンバウムとシェリントンは，錐体束（訳注：大脳から延髄錐体を通り脊髄運動ニューロンに至る繊維群）の変性が中心溝後部の皮質領域を摘除しても引きおこされないが，中心溝前部の脳回を損傷するといつも錐体束の変性が引きおこされることを示した。さらに錐体束を切断されたサル（マカクとチンパンジー）を系統的に調べていたホームズとメイは，1909年にこの事実を確かめる。すなわちこれらの動物において，切断と反対側で中心溝より前の皮質では下顆粒細胞層から巨大細胞（訳注：ベッツの細胞ともいう）が失われていたが，中心溝より後の領域では変化が見られなかった。事故により脊髄が切断され，その数ヵ月後に死亡したヒトでの所見で，ローランド溝の後では組織学的変化がま

ったく見られなかったことからも，これらのデータは裏づけられた。損傷を受ける領域の境界は，ベッツの記述に合致して溝の底部にあった。これらの研究から，巨大錐体細胞領域として定義される錐体束起始領域が興奮性領域を包含するという論理的結論にいたる[29]。

　フェリエなど「局在論者」の説とフルーランスの後をつぐ「全体論者」の説が，ある有名な論争で激突する。ストラスブールの生理学者フリードリッヒ・ゴルツはイヌで大脳皮質の広い領域を摘除して，その研究を1881年のロンドン国際医学会議で発表した。彼は1874年いらい頭蓋内に高圧の水流を入れることで，このような摘除を行っていた。動物をその摘除後に数ヵ月間生かし，手術の影響から回復した後の行動が観察された。ゴルツの「大脳皮質のないイヌ」は歩いたり障害物を避けることができ，耳が聞こえないのでもなければ盲目でも嗅盲でもなかった。しかし，食物を認識できず，脅しの合図に怯えず，刺激しても向き直れなかった。これらの障害は知能を失ったために生じたのだろうと，ゴルツは考えた。つまり彼によれば，皮質全体が高次精神機能の座であり，いかなる感覚も，またフェリエが主張したような随意運動の起源も皮質には局在しない。皮質が損傷された後に観察される局在的なマヒは一過性の結果にすぎず，十分に長く待てば消えるのだ。この会議に出席していたフェリエは，ゴルツが発表した事実ではなくてゴルツがそれに対して行った解釈を批判し反論した。すなわち，たとえそれらのイヌで（ハトや，系統発生的に低い他の動物でも同様に）皮質損傷の後に運動性がある程度回復したとしても，それはそれらの動物では皮質が運動性に関してほとんど重要でないからである。反対にサルやヒトでは運動性は皮質に支配されるようになっているので，皮質摘除は決定的な結果をもたらす。この論争後になされた実演では，すべての観察者の見るところ，フェリエの解釈が完全に確認された。すなわち，ゴルツが手術したイヌ（その時から3〜9ヵ月前に数回手術を受けていた）は，記述されたとおりに運動性をほとんど回復させていたが，一方フェリエが示したサル（一側の運動領を9ヵ月前に摘除されていた）は半身マヒのままだった。2匹の動物を死後解剖すると，そのイヌでは前頭前野を除いて皮質の大きな部分が広く不完全に損傷されており，そのサルでは手術された側のローランド溝周辺に大きな損傷が認められた[30]。

じっさい大脳局在論の考えかたはあまりにも多くの肯定的論拠に支えられていたから、フルーランスとゴルツの流れをある程度汲むと考えられる全体論の支持者たちは、大脳局在論の考えをもはや拒否しなくなる。彼らは部分的には障害と機能の区別を根拠にして、損傷の結果をより解剖学的ではない方向にそしてよりダイナミックに解釈するようになった。すなわち、症候あるいは障害は局在した損傷の結果だとしても、「機能」はその場所に同様に局在するわけではないと解釈したのである。第1次世界大戦後にもっとも影響力のあったこの学派の代表的人物の一人ゴールドシュタインによると、損傷は生命体の機能全体を破壊してしまう。損傷は生命体とその環境のあいだに築かれた調和を破壊し、その患者の行動はより具体的で基本的なものになる。しかし、患者はこの調和を元に戻そうとする。だから、患者を調べるときには単一の障害を重視するのでなく、反対に彼の行動全体、その障害を補おうと場合によって彼が用いる回りくどいやりかた、健常なままの大脳部分に損傷が及ぼす影響を表現する症候を考えるべきである。その当時はやっていたゲシュタルト心理学理論と一致して、ゴールドシュタインは神経系全体がかかわるダイナミックな過程、すなわち大脳活動固有の「形態」を重視し、大脳の一部分に局在される現象にはあまり注目しなかった。損傷されると適切な形態を実現できなくなるので、望ましい結果をもたらすために神経系はあまり効率的ではないが別のやりかたを使わざるをえなくなる[31]。

　フェリエは局在理論を実験的に証明したが、それの臨床における重要性もよく分かっていた。すなわち、それが最後にどんな帰結をもたらすのだろうか、「腹部の内臓をためらわずに開く外科医が、頭蓋を開けるのをためらう理由があろうか？」と考えた。この態度は、サルで得られた結果をヒトに適用できるだろうか、ということを意味しており、フェリエはこれを疑わなかった。「ヒトの大脳はサルとおなじ形式で作られていて、基本的で重要な溝と脳回が両者で等しく認められる。おもな違いは、脳回の配置がヒトの大脳ではもっとも複雑なことである[32]…」。また、頭皮の腫瘍が原因で大脳が部分的に露出した患者を対象にアメリカで行われた電気刺激の試みでは、サルで得られたものと同様の局在した運動反応が得られたではないか[33]？　新しい世代の外科医たちは、そのほとんどがシェリントンから直接の影響を受けていたが、手術の前に

皮質領域の範囲を定めるために電気刺激を使うようになる。クッシング，フェルスター，ついでペンフィールドは，電気刺激によって皮質地図を作るというこの手法を盛んに使った。この手法によって臨床的指示はどんどん正確になり，さらにそれは細胞構築学的な領野地図と合致することが明らかになる。

　これらの所見とくにペンフィールドのものは，運動と体制感覚の領域だけにとどまらなかった。皮質のある領域を局在して刺激すると，聴覚あるいは視覚の感覚，（いかなる運動も観察されないというのではないが）身体のあれこれの部分を動かそうという感情あるいは「欲求」といった複雑な印象，さらにはめまい感あるいは幻覚（夢幻状態，「既視（déjà vu）感覚」）が引きおこされた。ところが，多くの皮質領域は刺激されても「沈黙」したままだった。これについてペンフィールドは，これらの領域に電流を流したときに何もただちに観察できなくても，刺激された領野が正常にもつ機能は干渉を受けているはずだと推測した。「たとえば，発話の領野のひとつに電流を流しても（…），その患者は黙ったままである。このような方法では一言も発声させられない」。しかし刺激しているあいだに喋るようにその患者に指示すると，「驚いたことに，彼は喋れなくなる。すなわち自分の考えを表現するために彼は言葉を見いだせないことが分かる[34]」。

解剖 - 臨床的観察から導かれる議論

　19世紀には臨床家と生理学者が同一人物であることが多かったが，臨床的な実践が局在論に果たした役割は独特なものだった。また，神経疾患の広がりを診断したいという関心がおもな理由となって，非常に早くから損傷を局在できないかが問われてきた。1762年以来バーデは「実践家に大いに役立てるために，大脳のどの場所がどの四肢に感覚性と運動性を与えるのか知ったり予測すること」ができないだろうか，つまり「四肢のどれが病んでいるのかが分かったときに大脳のどこに異常があるのかを決定したり，その逆に，大脳の損傷がはっきりと分かるならどの四肢に作用が及ぶはずかを予測できないだろうか」と考えた[35]。1860年から1880年にかけて，とくに運動機能の局在と言語機能の局在という2つの分野で局在の論争がなされる。

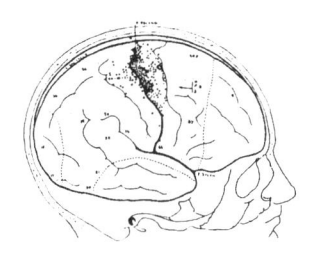

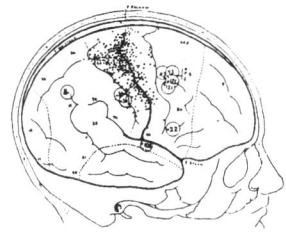

図2. ペンフィールドによる，ヒトの運動皮質と感覚皮質の局在
大脳右半球の図式的な表示のうえに，何回もの外科手術の過程で刺激された大脳皮質の部位が黒い点で描かれている。左図でローランド溝よりも前にある点は，そこを刺激すると上肢が動いた部位である。右図でローランド溝よりも後ろの点を刺激すると，この患者は上肢の皮膚のある範囲内で触覚が生じたと告げた（ペンフィールドとボルドレイ，1937年より）。

ヒトでの運動局在の発見

　運動性についての分野では，すでに見た生理学的手法が素晴らしい成果をあげていた。大脳皮質の中心領域が興奮性だというフリッチとヒッチヒによる1870年の発見は，フェリエによりすぐに確認された。ところで1863年以来，テンカンのいくつかの様相の臨床的所見にもとづいてヒトの運動局在に関するまさに基礎的な理論をのべたのが，ジョン・ヒューリングス・ジャクソンである[36]。「テンカンの痙攣が足の親指，肩，あるいは手の親指に限定されるとき，興奮性損傷（放電）の座はこれらの発作のそれぞれで異なるはずである。痙攣が足の親指にかぎられる第1の場合には，その親指がおもに表現される大脳領域に興奮性損傷があるはずである…」。この種のテンカン発作に関するジャクソンの記述は，運動領野での身体地図の記述と実際には同じになる。すなわち「痙攣が足の親指のレベルからはじまると，ついで足先，ふくらはぎ，もも上部へと痙攣が広がる。ついで痙攣は腹壁，胸，肩へと広がり，さらに腕の上から下へ指にまで広がる。ついで首，顔，はじめは額とまぶた，その後にくちびる，舌へと続く（…）。発作の進みかた，つまり身体のさまざまな部分が侵される順序は，対応する焦点が中心前回でどのように配置されているかを示している[37]」。1872年にジャクソンはある解剖的所見を公表し，この所見から上の説明が妥当だと確信した。つまり，手の親指の痙攣から発作がはじまった患者

では，中心前回のすぐ前つまり第3前脳回足部，今日では手の親指を動かす領域のすぐ近くだと知られている場所に，ハシバミの実の大きさのポリープが見つかったのである。このような皮質における運動性の表現はたんに解剖的なのではなく，むしろ「機能的」な規則にしたがっていた。すなわち「皮質灰白質の量は，筋肉や身体領域の大きさではなく，その部分の運動の多彩さに依存する。したがって腕の大きな筋肉よりも指の小さな筋肉のほうが，より多くの皮質灰白質で表現される。なぜなら指の筋肉は，より多彩でより細かくより特殊な運動で使われるからである。機能が分化するにつれて，大脳での表現はより大きなものになる[38]」。

フランスの医学雑誌では，「運動」が皮質内に局在するという発見は1875年以前には関心をもたれなかったようである。普仏戦争の時代に，フランスの著者たちはドイツの文献を意図的に無視した。それでもフェリエの研究は興味を引きおこし，フランス生物学会は彼の結果発表をなんども聞いたのちにそれを詳しく検討するために委員会（ブラウン・セカール，モロー，レピーヌ，ヴュルピアンからなる）を任命することにした[39]。フェリエを賛美することになるシャルコー（フェリエはそのお返しに，自分の第2の著書をシャルコーに献本する）もまた，局所的発作を示す患者で部分的テンカンの現象が局在すると考えれば有効なことを知っていた[40]。しかしシャルコーの発想の源は，ジャクソンとフェリエだけではなかった。すなわちシャルコーが行った講義のはじめの2つは運動中枢についてのものだったが，そこでは関連する前頭および頭頂皮質領域がくわしく記述され，それらの領域に関してマイナートが確立した5層構造とベッツによる巨大細胞の組織学的記述が採りいれられていた[41]。

シャルコーの解剖臨床的方法は「脳損傷の博物学」にもとづくもので，臨床的障害と関連する大脳領域の範囲がそれによって決められた。大脳血管病理学はそのよい例である。なぜならある血管が支配する領域は「その下にある大脳の領域と正確に関係する」からである。「そのような配置ゆえに，この第2分岐の1つが閉塞すると，その結果として脳の非常に限られた領域が壊死する可能性があり，しばしば実際にそのようになるだろう。これが大脳局在の研究のために大切な点である」。シャルコーが「前頭回動脈の上行枝」と好んでよんだシルビウス動脈の第2枝（デュレの前頭頂枝）が閉塞すると，しばしば半身

マヒが生じる [42]。このために,血管性の損傷を示す死体での「黄斑」(シャルコーが記述した解剖の例では,結節や粟粒状肉芽のような別種の損傷と共存していた)が神経心理学に「好まれ」続けている。

　死体から取りだした大脳の組織切片のなかに2次変性(訳注:損傷部位から遠位で見られる神経の変性)を探すことによっても,運動中枢の局在が示される。シャルコーによると,内包繊維束の「下行性硬化症」は皮質の損傷に対応する。なぜならそれはさまざまな灰白核が無傷なときにも観察されるからである(この点について,ジャクソンおよび彼の後の多くの著者たちが,線状体を運動指令のもっとも上位の中継点だとしたことが思いだされる)。つまりシャルコーは,これらの変性した繊維がまさに皮質から直接にやってくる脚繊維であり,灰白核に終止しないと考えた。さらに,この2次変性という変化が生じた大脳領域は,「サルでの実験から,いわゆる心理運動の中枢をふくむと指摘された」領域に対応する。「その領域はまた,皮質灰白質のうちでもっとも大きな錐体細胞が存在する領域でもある [43]」。シャルコーのいう「運動領域」には,「前頭回,頭頂上行回(訳注:中心溝と中心後溝に挟まれた大脳回。中心後回ともいう),中心傍小葉(訳注:内側面にまで入りこんだ中心溝の前後の領域),そして恐らくはこれらの部位と近接する脳の部位たとえば前頭回脚部と上下の頭頂小葉も」ふくまれた [44]。1877年以来シャルコーは,運動領域が一様ではないと感じていた。すなわちその運動領域が小さく損傷されても「半身マヒが生じる」という事実だけから,「他の動物と同じくヒトでも,その領域が別々の多くの中枢の並置で構成されることが示される [45]」。「このようにして範囲を定められた運動領域は,その範囲のどこでも同じ機能的特性をもつのではない(…)。その範囲は多分,いくつかの二次的な区域に分けられ,それぞれが独自に,隣の区域とは独立に,対側の身体のある部分の運動性を支配するのであろう [46]」。

　シャルコーが記述した運動領域には,頭頂上行回がふくまれるという顕著な特徴があった [47]。この考え方は,19世紀末の神経科医たちから賛同を得ていたと思われるが [48],じつはその当時の生理学的文献のデータとも一致していた。フェリエによる皮質の電気刺激から,興奮領域が中心溝の後に大きく広がるという地図は確実なものになっていたのである。たしかにフェリエはこの点

では，中心溝の後の皮質が非興奮性だとしたフリッチとヒッチヒに対立していた。しかしフェリエは実験動物としてイヌではなくサルをはじめて使った人物であったことや，「サルで正しいことはヒトでも正しい」とためらわずに主張したことをおもな理由として，彼の見方が優勢だったと思われる⁽⁴⁹⁾。運動領域に頭頂回がふくまれるというためにシャルコーが主張した論拠とは，巨大錐体細胞が中心溝の両側に分布する，少なくとも頭頂葉上行回の上部には分布するということにあった。しかし，すでに見たように，ベッツは巨大細胞が「中心前回だけで見つかり，中心後回にはみ出さない」ことを確かめていた⁽⁵⁰⁾。この観察にもかかわらず，また1878年にルイスがそれを確認したのにもかかわらず，ヒト大脳に関してこのように想定された巨大細胞の分布が，錐体束の起源についての解剖学的記述に長く影響を与えつづけた⁽⁵¹⁾。

　単なる運動性が皮質のどの領域内で表現されているのかという問題に，これ以上の決定的な答えはずっと後になるまで与えられなかった。シャルコーの時代には，興奮性領域の機能について多くの考えかたが並存していた。すでに見たようにフェリエにとって，興奮性領域とは純粋に運動の領域，つまり随意運動を生成する座であった。したがって感覚性領域はそれ以外の皮質にしか局在されなかった。反対にムンクにとっての興奮性領域は，運動性ではなくて「感覚領域」に対応していた。それはいくつかの中枢から構成され，そこで全身の感覚性印象が知覚され連合され「運動イメージ」として保存される。この感覚領域（ムンクによるとそれは，前頭回，ローランド回，頭頂回に広がる）が破壊されると，皮膚感覚，筋肉感覚，関節感覚が失われ，したがってこれらのイメージが消失する。この皮質には「感覚と知覚と表象」以外はないので，随意運動のマヒとは知覚消失のひとつの様式にすぎない。この感覚領域という考えかたに近い概念が，同じ時期にC. バスティアンにより擁護されていた。つまり彼によると，興奮性領域とは「筋肉運動知覚」領域であって，運動で引きおこされる複雑な印象を記号化する役割をになう。真の運動中枢は延髄と脊髄にあり，この運動中枢は筋肉運動感覚領域から来る神経繊維により「変容させられる」だけだった⁽⁵²⁾。最後に，興奮性領域の機能についての第3の理論が，ジャクソンの「進化論者的」着想にもとづいて作られた。ジャクソンにおいては，神経系はすべて「感覚−運動」という要素から構成された。進化の低い段

階では反射弓が感覚興奮への運動反応を引きおこし，それと同様により高い段階における心的能力も感覚 - 運動過程の連鎖から生じる。ローランド領域とは，これと同じ原理で動作する過程の中間段階であった[53]。

1900年以降には，運動領域の範囲が感覚領域から明確に区別されるようになる。実際「筋肉運動感覚」領域の概念にまつわる議論は，たんに概念的なものになりがちだった。たとえばバスティアンは，例の筋肉運動知覚領域のなかに出力部位が含まれそれが中心前回に局在しそのすぐ後にいくつかの受容性領域が隣接することを認めようとはしなかった！ 1909年からはじまるクッシングの研究によると，意識の保たれた患者で頭頂上行回を刺激しても運動は生じないが，その皮質の刺激部位に対応する四肢に感覚が生じること，すなわち手あるいはたった1本の指に接触あるいは突っつきの，しかし痛くはない感覚が生じることが示された。この患者にとって，そのようにして引きおこされた感覚は局所的テンカン発作のはじめにいだかれる感覚と似ているように思われた。場合によっては，ある点を刺激すると，手術中に発作が再現することもあった。クッシングはこの所見がシェリントンの実験と完全に一致すると考え，またローランド溝の後に大きく広がるこの感覚 - 運動領域がどのような機能を果たすのだろうかと自問した[54]。ただこれに答えることはなかったが。

言語領域の局在

1825年にジャン - バプティスト・ブイヨーは『発語がまさに大脳前葉の損傷に対応することを示すための，そして分節言語の器官の座についてのM.ガルの意見を確認するための臨床研究』という論文を医学会で読みあげた。すでに見たようにガルによれば，この能力の座はまさに前頭葉に位置づけられていた。単語の記憶能力が発達したヒトでは，眼球の上にある前頭葉が眼を押しつけるために眼が飛びだしていないだろうか？ ブイヨーはその文章のなかで，フルーランスをつぎのようにあからさまに批評した（大脳機能についてのフルーランスの本が出たばかりだった）。すなわち，大脳が運動の生成に必要だというだけでは不十分である。「大脳を構成するさまざまな部分のそれぞれが特有の運動を支配してはいないかをさらに決めなければならない[55]…」。ブイヨーはこの仮説をもとに，発話はできないが運動障害は伴わないという多くの患者の

所見を報告した。彼らのうちの何人かで，大脳「前葉」に損傷があることが死後解剖から明らかになった。「ひとまず，大脳のこの部分が（…）発話器官の運動を司る神経原理の真の座だとしよう。この仮説を進めるなら，大脳前葉に障害があれば発話に障害があるだろうし，逆も成り立つだろう。さらに，障害が大脳の別の部分にあるなら，発話は侵されないままだろう」と彼は書く[56]。この形式はのちに，神経心理学で非常に有用な「二重乖離」の原則となる。他の解剖臨床の所見もこの形式をしめしたので，ブイヨーはそこからあいまいさなしに「一般的な結論」をみちびいた。「大脳は多くの特殊な器官からなる。それぞれは特別な運動を司る。発話運動は（…）特別で明確で独立な中枢に支配される。この中枢は前葉を占める[57]…」

　ガルの考えかたに対して1825年の医学界は激しく抵抗していたので，ブイヨーはガルの理論を支持する89の臨床例（その内の数例は，彼の中傷者に負っている）を集めた後でさえ何度も（1839年と1848年に）ガルの発表について考えなおさざるをえなかった。1839年の発表のときに新たな論争がはじまり，30年前にガルとシュプルツハイムがキュヴィエの攻撃を受けざるをえなかった場所であるフランス学士院にまでその波紋が広がった。ブイヨーを中傷するひとびとのおもな論拠とは，すべてが相互依存の状態にあるのだからひとつの能力を局在させることはできない，だから前頭部が損傷された患者で発語が失われてもそれが唯一の症候ではないだろうというものだった。心の活動に単一性が保たれるとするなら，別の結論になるはずではないか？　言語や意志のような諸能力が大脳の別々の場所に局在するのなら，それらの諸能力と同数の「知能の小さな焦点」が局在することになるだろうと，この議論に参加した一人は述べた。ブイヨーが論争を行ったテーマすなわち発話運動の中枢を前部に局在させることに関して，別の論拠も使われた。すなわちクリュヴェイエは「音を分節させる能力が失われたとき，脳塊の残りすべての部分も損傷されていると私には証明できるはずだ」と述べた[58]。

　ポール・ブローカが1861年にこの問題について発表したとき，言語障害に特有の問題についても，あるいはもっと一般的に認知機能が大脳で局在するのかを解剖臨床的に証明することについても，ブイヨーの記述からあまり進歩はしていなかった。ブローカが取りあげたのは，20年以上前から喋る能力をな

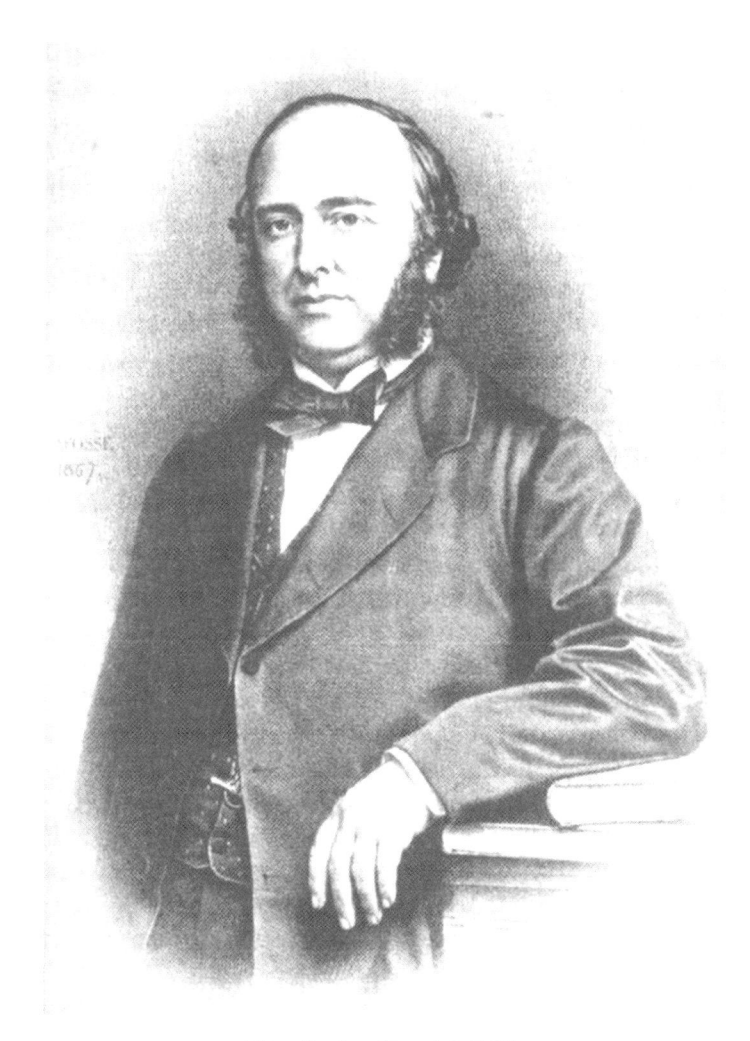

図3. ポール・ブローカの自画像
　1824年にSainte-Foy-la-Grabdeに生まれ1880年にパリで死んだポール・ブローカは，論理的に裏づけられた人類の分類という計画を成しとげようと，比較解剖学や病理解剖学に関する数多くの研究に熱中した。彼は人類学会を設立した。ナポレオンⅢ世の政府は，人類多原（人類の多様性）説という彼の考えかたと彼の反教権主義が秩序を破壊すると考えた。死亡した1880年に，彼は元老院議員に選ばれている。（写真：ロンドンのWelcome医学史研究所）

くしていた患者ルボーニュ（Leborgne）の所見であった（彼はどんな状況でも少しの音素を繰り返すことしかできなかったので，「タン[59]」というあだ名がつけられた）。ブローカはブイヨーの着想（「挫折した骨相学の中から，この着想を救い出した」のはブイヨーのおかげである）を完全に確認するとともに，この問題に新しい次元をつけくわえた。すなわち彼は言語の一般的能力つまりひとつの概念とひとつの記号を一定に関係づける能力を，この能力を表に現わすために必要な発話・聴取の器官の使いこなしから明白に区別した。ブイヨーが記述した例とおなじく，タンという患者の場合にも障害は表現の器官にかぎられ，分節言語に固有な運動をあやつれなくなっていた。彼はこの障害をアフェミーと命名した。彼が考えるところアフェミーは明確に定義される大脳機能の障害だという点で，またたったひとつの能力でもたしかに局在できれば大脳局在の原理が真実だというために十分だという理由で，アフェミーは局在の問題に取り組むための「たしかな出発点」だった。言語が下位の諸機能に分割されるなら，損傷も臨床的障害の定義と同じ正確さで記述されねばならない。アフェミーの損傷が存在する大脳領域を決める必要はもはやないが，「侵されたいくつかの脳回と，それぞれの脳回における変化の程度を，それらの脳回の名前と順番で示す」ことが必要である。タンの大脳の基本的な損傷は，左半球の「第2あるいは第3前脳回に，おそらく後者に」存在した。「したがって分節言語能力はこれら2つの脳回のどちらかにあるだろう[60]」。

　ブローカは，パリ人類学会で発表した際の論争において，ブイヨーがかつて被った批判を意識していた。だから彼の表向きの意図とは，結局は彼の「アフェミー」患者の範囲にとどまることであり，言語の一般的能力を局在させることではなかった。分節言語の喪失とは，言語の中心部分は無傷なまま周辺機能を変えることにすぎない。大脳のすべての機能は不運なことに分節言語ほどはっきり分かれていないので，「この生理学の部門の進展を妨げる最大のものは，それぞれの機能と関係する器官を研究する前になされるべき機能の解析が，不十分で不確実なことにある」。心は分割できないと主張する人々（1861年の論争ではグラシオールがそうであった）は，いつまでも中心の段階と周辺の段階を混同し続け，徐々に周辺から独立させること（ブローカのいう「機能的解析」）が必ずしも中心の単一性を傷つけることにはならないことを知らない。

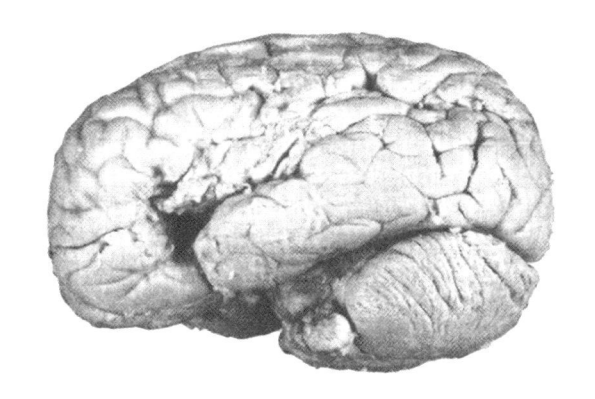

図4. ルボーニュの大脳左半球の写真
　この大脳は，1861年にブローカが取りだした。前頭葉後下部の損傷が明らかに見える。この領域は今では「ブローカ野」という名称で記述される。このルボーニュでの観察は，科学上の大事件だった。大脳の局在した領域がある明確な機能を果たすことがはじめて明らかにされたからである。フリッチとヒッチヒが電気刺激を用いて皮質運動野を発見したのは，ようやく1870年になってからである。（写真：パリのDupuytren博物館）。

　この中心と周辺の対立はいつも問題になるものであるが[61]，なんども表舞台に現われた。たとえばパリの神経学会においてデジェリヌとピエール・マリーのあいだでこの対立について論争がなされた[62]。ピエール・マリーの主張によれば，失語は知能障害に帰着される単一の現象であり（しかしながら彼は，知能を側頭・後頭領域に局在させた），皮質の損傷はたとえ局在したものであっても，同時に書字，読字，内言語，さらには計算の障害を引きおこすことなしに表出や理解だけの障害を生じさせるはずがない。ピエール・マリーにとって，ブローカが記述したアフェミー（ピエール・マリーはそれを「純粋運動失語」とよんだ）は皮質下の損傷によるいわゆる運動遂行の障害にすぎなかった。反対に，シャルコーの弟子であるデジェリヌは，言語機能は下位のいくつかの機能に分割されそのそれぞれが皮質中枢をもつという古典的理論の支持者であった。デジェリヌによれば，運動イメージの中枢はブローカ野に，単語の聴覚イメージの中枢はヴェルニッケ野に，そして単語の視覚イメージの中枢は後頭葉と頭頂葉のあいだの屈曲したしわの部分にある。

タンの損傷が彼の左半球にあるという事実は，1861年においてはブローカの注意を引いていなかった。解剖学的には両半球は「まったく似ている」ように見えたが，同側の同じ場所に損傷をもつ患者の解剖臨床的所見が集められた（1861年にさらに1例，1863年に8例）。その後になってようやく，ブローカは2つの大脳半球のあいだの機能的な違いについて言及するようになる。ブローカはこの違いを，多くの人が右手を使おうとする生物的な傾向と関係づけた。すなわち「＜右利き＞という現象を動作的要因としてでなく大脳との関係で考えるなら，ほとんどの人間では当然に大脳が左利きだといえる[63]」。書字，描画，刺繍などの運動を左半球で司るのとおなじく，われわれは左半球でしゃべる。ブローカはこの現象を，グラシオールがいうところの左半球の胎芽期の発生が右半球のそれよりも先行するという事実に関係づけた。左半球は「右半球よりも早くから，分節言語を成りたたせる知的動作と筋肉動作の遂行と協調化を導くことができる[64]」。脳の両半球は，「解剖学的にまったく同じだという点からは異なる特性をもちえない」ことが明らかだから，左半球がより早く発達することを素地としてわれわれは左半球で分節言語という行為を遂行するようになるのである。

ブローカと同時代の何人かが，左半球の役割についての発見はだれに優先権があるかという問題で彼と争っていたが，この問題はそれ以来提起されなくなる。もっとも言語障害と右半身マヒが頻繁に関連することをダックスが1836年以来に述べていたのは真実だが[65]。1865年以降には，言語機能の制御について両半球が機能的に非対称だという考えをすべての人が認めるようになる。しかし，ゲシュヴィントと彼の同僚のレヴィツキーが左半球で「側頭平面」（訳注：シルヴィウス溝の底面をなす側頭葉上部で，聴覚野に関わる）の領域がより大きいことを示し，この両半球での解剖的な違いから上述の機能的非対称性が説明されると記述するようになるまでには，これからさらに1世紀を待たねばならなかった[66]。

マイナートとその弟子のヴェルニッケは，シルヴィウス溝に沿う部位で聴覚神経投射が終止するところでもある側頭回が，失語症患者でしばしば損傷されていることを観察した。これらの患者でブローカ領野は無傷だったことから，ヴェルニッケはブローカ領野だけが言語の唯一の中枢ではないと推論した。

1874年に審査を受けた論文でヴェルニッケが述べたところによると,「シルヴィウス溝と島皮質を取りかこむ第1脳回の全領域は言語中枢の役を果たす。つまり前頭第1脳回は運動性ゆえに運動イメージの中枢であるが,いっぽう側頭の第1脳回は感覚性ゆえに音響イメージの中枢である[67]」。これらの領域のどちらかが侵されると,ある場合には単語をいい表わせないために,別の場合には単語を理解できないために,失語となるのである。このヴェルニッケの考えかたは,失語の様相が臨床的に一様でないことと一致するものであり,また後で問題にする連合主義のモデルに取りこまれることになる(第3章を見よ)。19世紀末および20世紀初頭の神経科医たちは,要素的機能が固有の中枢に局在しさらに中枢間の連合によってより複雑な能力が説明されるのだと信じこむようになる[68]。

　このように歴史を見てみると,大脳局在という考えかたがもつ必然性と多難な性格が明らかになる。必然性というのは,解剖学的,実験的,および臨床的な論拠からこのような考えかたが必然的に導かれるからである。運動皮質を電気刺激した結果や,前頭葉の損傷が言語におよぼす効果を否定するのはたしかにむずかしい。現代の神経学はこの大脳局在をとにかくそのもっとも確かな基礎のひとつにしている。神経活動の可視化(イメージング)という最近の技術は,心の働きが異なれば同じ大脳領域が活動するのではないことや,ある働きで活動する領域はまさにその働きができなくなった時に損傷を受けている領域であることをしばしば教えてくれる。
　しかし,精神機能の単一性を問題にしようとしたり,感覚や運動から離れて高次の心的機能というさらに秘められた領域にいたろうとするときには,大脳局在はたちまち壁にぶつかる。次章はまさにこの問題,すなわち知能は局在するかという問題をあつかう。意識や注意や情緒のような包括的な機能がひとつの解剖的構造によって支配されるのだろうか? この問いは,大脳局在が発見されていらい実験家や臨床家がつねに提起してきたものであり,いまでも提起され続けているものでもある。

2 ▶ 高次精神機能の大脳局在

　キュヴィエやフルーランスなどの学者が押し進めた流派，ようするに「アカデミック」な流派は，魂の実体と大脳の実体を区別するデカルト的二元論を否定する一方で，心の全体的な機能が他のすべてを支配するという概念つまり単一の精神という概念を保守した。しかし，全体的な機能を大脳の限られた領域に局在させる一方でこれを詳しく調べたり分割するのを拒むというのは，精神の問題が実際には解決されていないのに解剖学的に解決されたかのように見せかけつつ結局はそれ自身に先行するあの最悪の二元論に戻ってしまうことであった。なぜなら，見張りやぐらから心の働き全体を監視したり導いたりする『小人（ホモンクルス）』それ自体を，一体誰が監視し導くのだろう？　もう一人の『小人』だろうか？　あの形而上学的な二元論では，主体の外に位置する究極の項目がただちにこのような探究を阻んだから，少なくともこの際限のない後退は避けられていた。ガルの攻撃はまさにこの点を狙った。すなわち前に見たように，彼は知能や判断のような能力の存在，他のすべての能力を協調させる働きを表現する抽象的な項目を否定したのである。しかし，ガル自身の研究によっても，また心のさまざまな能力が大脳に局在するという証明が集まってもなお，この全体論者による単一性の概念は打ち砕かれることはなかった。すなわち，たしかに局在論は認められはしたが，中央集権というドグマを深刻な危機には陥らせないような感覚や運動機能の分野に局在論は追いやられたのである。ガル，ブイヨー，ブローカによる「分割主義者」の試みは必然的に攻撃された。というのは，彼等が精神の単一性を考慮しなかったからである。

そういうわけで提起された問題は，当時の言葉を使えば「高次精神機能」が限定された神経基体に依存するのだろうか，その基体は何だろうかということだった。ムンクのような真の全体論者によると，知能の座は大脳皮質のいたるところにあって，この点ではガルの説に逆説的に一致するのだが，特別な場所は存在しない。知能は，感覚知覚に由来するイメージあるいは表象の全部から生じる。すなわち「大脳皮質のどのような損傷においても，損傷が広いほど知能はいっそう大きな変化を受ける[1]」。このムンクの考察は，ゴルツがイヌで行った大脳葉の摘除実験からヒントを得たものだった。ところでゴルツはというと，前頭葉の摘除で生じる結果と後頭葉での結果が違うことに驚嘆していたのである。手術前には獰猛で粗野だったイヌが，前頭部の損傷後にはおとなしく良いイヌになったが，いっぽう後頭葉の摘除後にはこのようなことは生じなかった[2]。同じ頃に，ヒッチヒも含みのある見解をとっていた。すなわち第一にムンクと同じく，知能のための特別の器官はなく「大脳のすべての部分にその座を求めなければならない」と述べた。しかし第二に彼は，抽象的思考にはかならず特別の器官が必要である，「そして私はその器官を大脳前頭部に探し求める」と言ったのである[3]。

　じっさい前頭葉はヒトで大いに発達する。運動中枢の前にあるこの大脳葉の部分は前頭前野といわれ，他の霊長類の大脳よりもヒト大脳でこの領域の体積はもっとも大きくなる。この注目すべき事実を19世紀の解剖学者たちと人類学者たちは認識してはいたが，前頭葉に正確な機能を割りあてるためのデータが長いあいだ乏しかった，いやむしろ欠けていた。生理学者にとっても神経学者にとっても，前頭葉とはそこに損傷を与えたりそこを摘除しても明らかな障害や系統的な欠損を生じない「沈黙」の領野であり続けた。このように客観的なデータがないために，思弁や類推が好んでなされた。たとえば前頭葉はヒトで大きいから，それは神経中枢の進化における完了点，最後の装飾，あるいは「大脳の尊厳」（グラシオール）だと考えられた。またヒッチヒが述べたところによると，その発達程度が種の階層を決める。たしかに前頭葉はイヌよりもネコで小さく，とりわけヒトよりもサルで小さい。これだけの論拠にもとづくなら，ヒトでその発達が頂点に達するもっとも高次の諸機能のために前頭葉が役立つとするのが論理的であろう。フェリエによると，「もっとも知的なヒトで

前頭葉はもっとも高い段階まで発達する。もし2人の人物を比較するなら，知的な人ほど前頭葉が著しく発達しているという特徴がある。私が思うに，骨相学が反省的な能力を大脳前部領域に局在させたのには十分な根拠がある。前頭葉のいくつかの領域の発達が，思考やとくに知的能力の集中力の指標となるだろうという理論をまったく否定するだけの根拠はない[4]」。

✕ ヒッチヒからジャコブセンまでの実験的研究

19世紀後半に前頭葉の機能について動物でなされた初期の研究結果は，大脳皮質の局在した領域を摘除し，ついでその動物の行動をある程度長く観察するという，その当時に広まった技術に依存している。フリッチとヒッチヒによる発見の後には，皮質の解剖学的知識だけでなく局所的電気刺激の結果も当然に考慮に入れることで，損傷すべき部位の範囲が決められた。前頭葉の中心部，すなわち電気で興奮が生じる部位を一側の半球で破壊すると，すでに見たように対側の半身で運動マヒが起こる。しかし，さらに前の領域（そこを電気刺激しても運動は生じないので，非興奮性領域といわれる）を破壊しても，いかなる運動障害も引きおこされなかった。

多くの実験家が，この非興奮性領域の機能を明らかにしようとした。ヒッチヒは，前頭葉の発達と知的機能の発達のあいだで平行関係があるだろうという自分の仮説を証明するために，イヌでこの領域の両側を摘出したが，とくに障害は見られなかった。しかしフェリエは，イヌのこの結果を確認した後にサルで前頭前野を損傷して新しい知見をもたらした。フェリエが破壊した領域には，頭と眼球の運動中枢の前にある非興奮性皮質が含まれていた。彼が手術した3匹の動物は，運動や感覚の障害をまったく示さず，本能や情動も普通だった。これらの動物における障害は，ずっと微妙なものだった。すなわち「（手術）前のようにまわりの状況に積極的に関心を向けたり目の前に示したすべてのものを興味深そうに眺めることはなく，彼らは無気力で（…），その時々の印象や感覚以外には反応せず（…），絶えずわけもなくあちこち彷徨っていた[5]」。

これらの観察をもとに，フェリエは前頭葉の機能を定めようと試みた。彼によれば，注意を固定する能力は，運動を制限したり抑制できるかどうかに依存

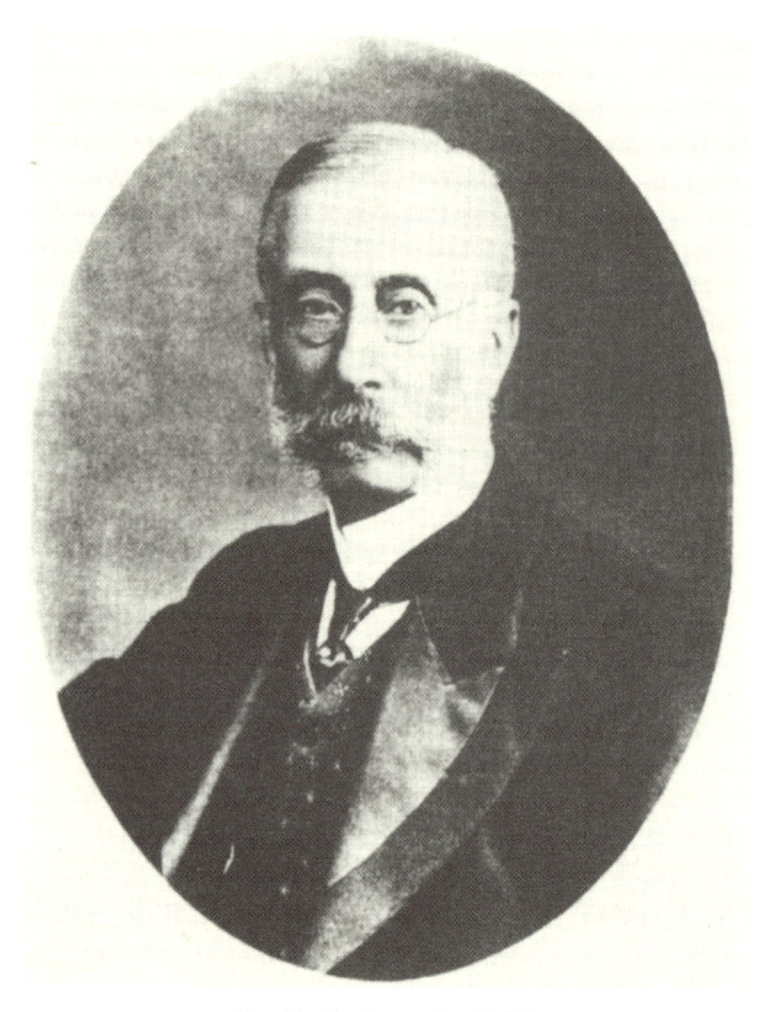

図 5. デービッド・フェリエの自画像
 フェリエは 1843 年に Aberdeen に生まれ 1928 年に London で亡くなった。1873 年に Yorkshire の West Ryding Lunatic Asylum において大脳皮質の電気刺激に関する研究をはじめた。覚醒動物を用いたフリッチとヒッチヒとは異なり，フェリエはエーテルあるいはクロロホルムで麻酔した動物で研究した。これらの実験から彼は，大脳半球前部には随意運動の中枢と知能を活発に表現する中枢が含まれると結論した。

するに違いない。われわれが考えるとき，われわれは動かないままでいる。運動に関わる大脳活動が外に向かって拡散しようとするのを抑えることで，その活動の内向きの拡散を増やし，そうすることで「意識を集中」させるのである。より正確には，「運動中枢を感覚や思考と較べてある程度に強く緊張させ続けることによって，われわれは自らの運動を確実に抑制する[6]」。前頭葉はそのように運動を抑える抑制中枢の役割を果たすであろう。「抑制中枢の教育程度」によって，「意志的行為から衝動的な特徴がなくなり，熟慮の側面がもたらされる」。感情は「乳児におけるようにすぐに行為をもたらすのではなく，同時に抑制中枢を興奮させることで，その行為を保留させる。過去の経験のなかで行為の帰結としての痛みや快感とその行為自体のあいだで形成された（近接した，あるいは隔たった）連合が，注意の影響を受けつつ意識に浮かびあがるようになる[7]」。というわけで，注意の要因としての抑制中枢は，「高次の知的能力すべての基礎となる器官」である。このような抑制中枢を前頭葉に局在させるためにフェリエが用いた論拠とは，実はすべて否定によるものだった。すなわち前頭葉前部が運動性でなく「運動‐抑制」性なのは，そこを電気刺激してもいかなる運動も現われないからである。また「前頭葉を摘除すると，運動マヒやその他の目立つ生理的結果は引きおこされないが，一種の精神的変質がもたらされ，これは最近の解析によると注意の欠如にほかならない」からである。したがって「前頭葉が不完全にしか発達していない重度知的障害者において，注意や思考の集中力が弱く不完全」だからといって，それは驚くべきことではない[8]。

　フェリエの説は実験で簡単に証明されるものではなかったので，当時の生理学者たちから，とくにナポリのレオナルド・ビアンキから激しく攻撃された[9]。ビアンキは，デュ・ボア・レイモンの可動台をもちいて行った電気刺激で前頭葉の非興奮性領域の範囲をさだめた後で，やはりこの領域を両側摘除するという手法を使った[10]。彼はくわしい臨床所見の体裁で結果を記述し，そのなかで動物の行動および「社会的態度」の変化を強調した。つまり1匹のメスザルは手術前はある小犬をわが子のように世話をしかわいがっていたが，手術後にはその小犬にまったく関心を失い，小犬があまりに近寄ってきたときにはそれを怖がりさえした。別のサルについてビアンキは，「ばかげた態度，表情のない容貌，目的のない歩行」とメモした。その動物は石膏の固まりを「それが砂

糖であるかのように」がつがつと食べた。3番目のサルは，「目つきがうつろで残忍そうに見え，知能，好奇心，社会性の片鱗さえなかった。その動物を脅すと怯えているように見えたが，攻撃的に反応はしなかった。そのサルは何かの行為をはじめてもやり遂げないままで，さらに『かつての友人』(管理係)をどうも見分けられないらしい」。

そこでビアンキは，運動性の抑制中枢というフェリエの仮説を拒んだ。彼にとって前頭葉とは，その他の皮質領域で処理された情報を協調させる座であった。前頭葉はこれら感覚－運動の情報をすべての知覚に付随する情動の状態と融合させ，その個体の「精神的活力」を生みだす。ビアンキはフェリエの考えに代わるこの説を提案するに際して，前頭葉が知的能力に果たす役割についての古くからの問いを再提起したのであった。すなわち「単なる知覚の座であるところの」いわゆる感覚領域を超えて，この大脳領域は「ずっと広い知的な連合とずっと洗練された精神的な協調の」座であり，他の領域から「高次処理」されたものを受けとる[11]」。したがって前頭葉の損傷は知覚そのものには影響を及ぼさないが，知覚の合成を不可能にし自我を崩壊にいたらせる。環境や仲間への関心が失われたり状況や親しい人の態度を解釈できなくなることを，このように説明できると思われる。「手術を受けたサルは，世話係りが脅しの真似をしただけで怯えたり彼の表情から親しげな微笑みを読み取れなくなり，もはや経験が教えることを覚えられない。これらの動物の限りない貪欲さの一方で，かわいらしさや社会性が失われる。彼らは清潔さを失って不潔になり，彼らの性的機能は乱れる。すなわちメスの月経は不規則になり，オスは無知ではないにしても少なくとも不能になる[12]」。

前頭前野の機能に関する実験的研究は，1930年代にジャコブセンの研究で一新される。彼の研究に基本的なこととして損傷がより正確になされ（神経外科医フルトンが「電気外科」の手法を使って行った），また損傷による結果を定量化するという考慮が新たになされた。すなわち動物心理学の進展と第4章であつかう予定のオペラント条件づけという新しい概念のおかげで，損傷の効果をただ「臨床的に」記述するのではなくなった。ジャコブセンとその共同研究者たちは，損傷を受けた動物の成績を定量化するためのさまざまなテストを開発した。それらのテストのひとつでは，さまざまな長さの棒が用意され，動

物は固形の食物を手にいれるためにこれらの棒を使わなければいけない。決められた順序でこれらの棒を使うように動物に強制することで，テストを徐々に複雑にできた。すなわち動物はまず短い棒を使ってもう少し長い棒をつかまえ，そのように順々にやって最後には十分に長い棒で食物をつかまえることができる。前頭が損傷された2匹のチンパンジーはこの課題を正確に遂行できなかった。ジャコブセンによると，対象物を認識したり操作できないからではなく，「行動を時間的に組織化しなければならない状況に適応できないこと」にかかわる，より特異的な障害が問題であった[13]。

　前頭の損傷で生じたこの時間的な障害の別の側面が，第2のテストで明らかにされた。実験者たちは「近接」記憶を明らかにする目的で，刺激提示とこの刺激への動物の反応のあいだにさまざまな遅延時間を挿入することを考えた。そのテストでは，2つの不透明な箱が裏返されている。動物の前で，2つの箱のどちらかに食物の固まりを隠す。食物を入れた直後に，2つの箱をスクリーンで隠す。数秒から数分の遅延終了後にスクリーンを上げ，そのとき動物は食物をとることを許される。手術前には3〜5分の遅延終了後に動物はためらいなく正しい箱の方に向かったが，前頭葉摘除の後には食物のありかを数秒で忘れてしまい，滅茶苦茶に探しているように見えた。ジャコブセンによれば，前頭動物の障害は知能メカニズムの全体的な劣化ではなく，むしろ近接記憶という特異的な障害に関係していることがこのテストから示された。臨床分野で記述される前頭症候群のすべての要素のもとになるような，前頭損傷による真の「一次的」効果が見いだされたと，彼は考えた。数秒前に経験したことを思いだせなくなった患者が，問題を解いたり論理的命題をあつかう能力をも失ったというのは，たしかになんと驚くべきことだろう？

　しかしジャコブセンが報告した別の事実は，彼が「近接記憶」とよんだ限定的な障害の範疇に簡単には入らないように思われた。彼は遅延反応の課題を少しずつむずかしくするために，2つの箱の間隔を短くすることを考えた。箱がたがいに数10センチメートルしか離れていないとき，動物は手術前でも食物が隠された箱の位置をもはや覚えておけなくなり，なんども失敗を犯した。ベッキーという1匹のチンパンジーは繰り返し失敗することに我慢できず，床を転げ回ったり排尿や排便をして落胆のしぐさを激しく示した。ついにベッキー

は課題を行うためにケージから出たがらないようになる。ジャコブセンはこれが一種の「実験神経症」のためだと考えた。前頭葉を両側摘除すると，この動物で大きな変化が生じたのだった。すなわち，課題に素直にしたがうようになっただけでなく，手術前と同じく（もっともやさしい課題においても）食物の固まりを見つけられないにもかかわらず，こんどは失敗してもまったく無関心なままであった。ジャコブセンがやめようとした「臨床的」方法の復活というべきか，後で見るようにこの簡単な観察は，ヒトの病気の治療法を進展させるために決定的な影響を与えることになる。

　ジャコブセンと共同研究者たちが開発したテストは『遅延反応課題』という名で神経生理学的文献において有名になり，ついで一連のテストが補完されて，それらは大脳皮質のさまざまな領域の損傷で引きおこされる障害を評価するために使われた[14]。「近接」記憶の障害というジャコブセンが使った比較的あいまいな概念を正確にすることによって，これらのテストは前頭葉障害の「時間的」な特徴を明確化した。実際に前頭動物で障害されるのは，情報保持能力としての記憶ではなく（それらの動物で学習はずっと可能であった），より正確には反応を成しとげるのに必要な諸要素を時間的に構成することであった。1950年以来プリブラムとミシュキンは，解剖学的にどことどこが結びついているのかがよく分かるようになったことを踏まえて，前頭葉の背側部あるいは腹側部を局在させて損傷することに取りくみ，そのことが障害をよりうまく調べるために有用なことが明らかになる。すなわち，損傷を背側部に限定させると，空間的要素を含むテスト（遅延課題および遅延交代課題。これらの課題ではそれぞれの対象物の空間内の位置を考慮して反応する必要がある）で動物の成績が悪くなる。いっぽう腹側部を損傷すると，むしろ対象物を弁別する能力が侵される，すなわちそのような弁別にもとづく課題が遂行できなくさせられたように見える[15]。このような動物でしばしば見られる失敗の繰り返しは，この障害によって説明される。彼らは対象物の違いを認識できないので，実験装置のいつも同じ側に置かれた対象物に一貫して反応するという方策をとったのだろう。

　腹側部の損傷は，「情動」についての障害の原因にもなる。とくに眼窩皮質の後内側部が損傷されると，情動的無気力さ，発声や表情の欠如，仲間とコミ

ュニケーションできなくなること，攻撃性の消失が生じる。しかしもし実験者がこの動物を刺激すると，無気力さに代わって反応性が全体的に増え，軽率な傾向になり，また同時並行に与えられた刺激に対して反応を抑えられなくなる。この無気力さと「注意保持不能」の組み合わせは，「状況への依存」を示すひとつの状態である。最後に，このすでに複雑なリストに加えて，口や性器の過剰活動のような「動機的」と呼ばれる障害も生じるが，これらは前頭の損傷に特有ではなく，側頭葉前部や扁桃領域などの構造の傷害においても同様に見いだされる。

✕ ヒトの前頭葉症候群

　病理学が示す損傷を利用して，前頭葉が高次の精神機能に寄与するという証拠をヒトで探しもとめるのが論理的であろう。しかしこの必要不可欠な解析は，ずっと後にならないと行われなかった。前頭葉損傷についてのいくつかの臨床例が，第1次世界大戦前の医学文献のなかで示されているが，それらは後にならないと再発見されない。前頭葉の大きな損傷による病像が記述されるようになったのは，戦場での多数の怪我人を調べることによってである。これらの記述から，フェリエやビアンキが動物で行った研究が妥当だと知られるようになる。

　多くの古典的な臨床的記述のなかには，一見バラバラだがまとめれば前頭葉症候群となるはずのすべての要素がすでに存在していた。症候群を成立させるための2つの条件，すなわち解剖臨床の関係づけと疾病分類学への統合がその当時に欠けていただけだった。これらの所見でもっとも有名なのは，疑いなくフィネアス・ゲージの所見である。彼は25歳の労働者で，1848年9月13日にベルモント・キャベンディシュの鉄道建設現場で起きた事故の犠牲になった。岩を砕くために穴に鉄棒で火薬を詰め込んでいたときに，火薬が爆発し，鉄棒が彼の左頬のあたりを下から上に突き刺して頭蓋を貫通した。彼は意識をまったく失わず，手当を受けてその怪我から生き延びた。しかし32日目に，担当医は彼の人格が明らかに変わったとはじめて書きとめる。ゲージは控え目で元気な性格の労働者だと知られていたが，子供っぽく気紛れで変わりやすい気質を

48　2. 高次精神機能の大脳局在

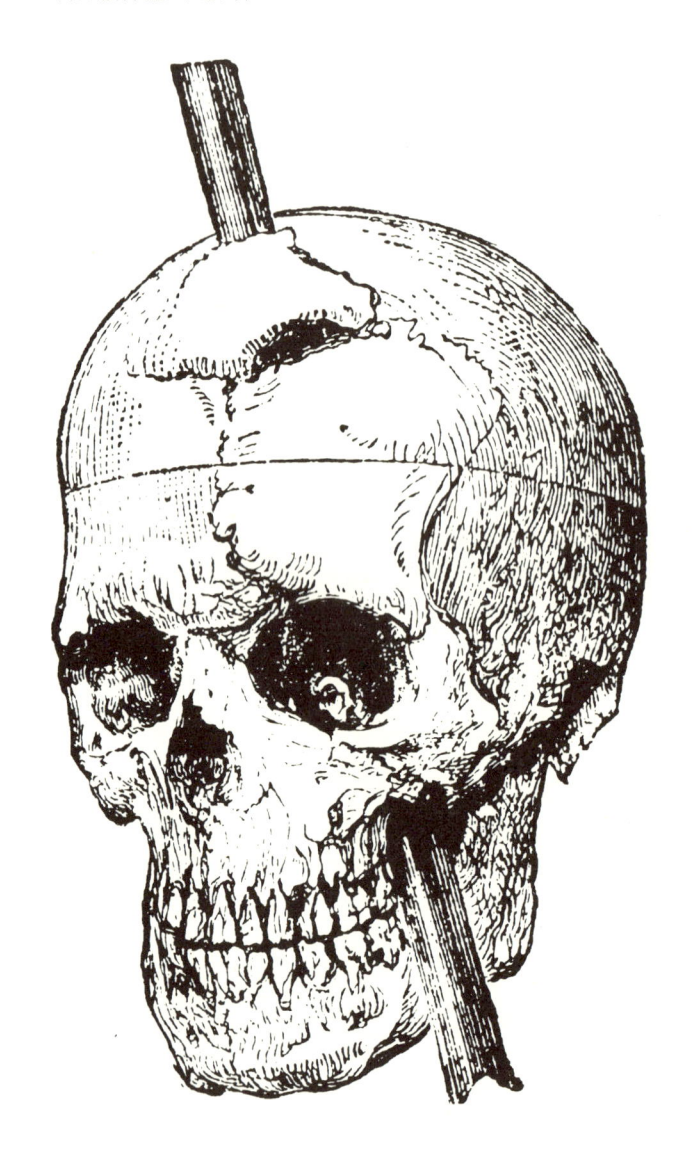

図6. フィネアス・ゲージの頭蓋骨
　フェリエの著作（1878年）で描かれた素描。鉱山で使われていた棒が，このような軌跡でゲージの頭蓋骨に穴を開けた。この頭蓋骨は彼の死から数年後に発掘され，その損傷の規模を調べようとする多くの研究に使われた。ごく最近の研究（Damasioら，1994年）の結論によると，運動野と言語野は無傷なまま前頭葉両側が損傷されている。

示すようになる。さらに深刻なことに，彼は悪ふざけをし，不遜で，悪態をつき，友人を馬鹿にするようになる。彼は定住せず，しばしば職業を変え，ニューヨークのバーナムサーカスで鉄棒を持って自らをさらけ出しさえする。事故から12年目に死亡した後に，彼の頭蓋が調べられた。鉄棒が通った経路を再構成してみると，前頭前野のほぼすべてが損傷されていたことが示された[16]。

　戦争で損傷を受けた人々における症候群の構成そのものについて，またその構成が前頭葉に広がる損傷とどのように関係するのかについて，ともに議論されることはなかったが，そのかわり病因論については長いあいだ意見が錯綜した。たしかに問題になったのは，どの要素が他より優位かということであり，多くの要素が同時に存在するだろうかということではなかった。観察される病像の全体をよりよく説明できる障害はどれ（感情，知能，あるいは記憶の障害）だろうか[17]？　まず，感情障害の優位を支持する人々の見解が広まったようである。ジャン・レルミットは，自分の前頭葉患者を臨床的に記述したなかで，人格の変化を強調した。彼の定義による人格とは，「われわれ各人を他人から区別する物理的，知的および道徳的性格の全体（…），その個人がひとつの生命体を形成するのに必要な遺伝的あるいは後天的要素が，外界に投影されたもの」である[18]。彼の臨床例のひとつは，その人の特異的な性格が失われたことを示している。それは陰鬱な気質で無口で心が閉ざされた18歳の若者であった。鬱の時期に頭にピストルの弾を打ち込んで自殺をはかった。その弾は前頭葉を壊した上に視神経を切断した。その翌日からその患者は突然に快活，陽気，いたずら好きになり，失明には無関心であり続けた。

　この種の患者で見られる人格の変化には，一般的に2種類がある。感情的活力の高揚は，その劇的な側面ゆえに観察者たちにとりわけ衝撃を与えた。興奮，躁質，感情と思考の変わりやすさ，本能の抗進，ときとして攻撃性さえもが，観察者たちによって強調されることになる。この気質の変調（前頭葉障害「モリア」）は，喋笑好きで皮肉たっぷりの性格，陽気さ，話題が飛躍する傾向，語呂合わせ，さらには気配りや礼儀が失われることによっても示される。もっとも頻繁に重要となるのはじつはメランコリーの病像であり，患者のこわばった様子，無気力，無為，自発性のなさにびっくりさせられる。これらの2種類の変化において，倫理的，科学的，実利的判断を可能にするような心の「基本

的性質」はむしろよく保たれていた。欠けているのはこれらの能力を活用することすなわち実際に使うことである。したがって状況への無関心, 無頓着, 陽気さを伴う解離が生じる。「本能的活動の解放」とくに性本能と食本能の高ぶりについては, しばしばそれらは「制御の喪失」と解釈される[19]。たとえばグリースが言及したように, 前頭葉の損傷のもっとも著しい帰結は,「反社会的行動のある段階と結びついた, 抑制の喪失」である。結局のところ前頭葉は,「個々人ではなく社会全般の利益のために」自発的反応を抑制し制御する役割を果たすのであろう[20]…。

前頭葉症候群の構成のなかで感情の障害は根本的な役割を担っているが, いわゆる「知的」な障害がわずかなだけに, その役割はいっそう不可欠であった。第1次世界大戦での400人の前頭損傷者を精力的に調べる必要にせまられたフォイヒトヴァンガーによると, これらの患者がしめす知的な障害は軽微であり, とにかく感情や意欲の障害にくらべて知的障害は二次的だとの結論にいたった。そこでフォイヒトヴァンガーは, 前頭葉はけっきょく各人の人格の構成にあずかるとの考えに賛成した[21]。このような言いまわしから, 前頭葉症候群と, 前頭損傷が原因の痴呆症候群との関係が問われた。これらには, 梅毒が原因の認知症あるいは早発痴呆 (統合失調症) と共通点があると考えられた。しかしレルミットによると, 前頭葉損傷と認知症のあいだに因果関係はありえない。というのは,「(前頭葉症候群で) 危機にさらされたり解体されるのは, 記憶, 知能, 判断, 比較能力, 想像, 美や倫理の直接的意識といった心の要素ではなくて, むしろ普通われわれの知的活動の基礎にあってそれを強める働きをする情緒的活動や感情」だからである。「われわれの精神的活動を絶えず活気づける情緒的流れの衰弱 (…), 注意の欠如, 記憶のあるいは知的な直接的意識と実践的運動シェマとの協調が失われることのために, 前頭葉損傷者が誤って痴呆のよう見える (…)。その理由は, いつもわれわれから逃れてとらえることができない心の基体が, 大脳を作りあげる物質とはまったく別の性質をもつからである[22]」。

というわけで, 知的障害の役割についてはなかなか認められなかった。しかしダンディが手術しブリクナーが長いあいだ調べた患者についての1934年の研究のなかで, それに関する言及を見いだすことができる。この患者は子供っ

ぼさ，陶酔，不道徳の傾向，限りない性的欲望という通常のリストを示したが，彼の知能指数は正常に近かった。ブリクナーによると，基本的にひとつの機能だけが冒されていると考えることができた。その機能とは「大脳の後方の領域で集められた単純な記憶痕跡を，より複雑な構造に連合させるあるいは合成する能力」であった。その患者で「この合成の範囲が狭まっている」のが観察され，そのためにその患者が成しとげうる思考の複雑さの程度が制限されていた。したがって，人格の変容をふくむ「二次，三次の非常にさまざまな障害のもとになったのは，この障害」であろう[23]。

　知的な障害がこのように認められなかった理由を，ゴールドシュタインはうまく説明した。いままで神経学の文献がこの障害を無視し，それゆえに前頭葉が「沈黙」の領域だとの印象を与えてきた。それは，過去の事実の記憶や具体的な物や事象にもとづいて通常の質問をしても，この種の患者を困難な状態にさせられなかったからである。知的な障害は一見ないかのように思われるだろう。しかしこれらの前頭葉患者を調べるためには，具体的ではなくて「抽象的な」状況を作りださなければならない。そうすると彼らは，意志の障害のためでなく，複雑な状況を統合できないために反応できなくなる。ゴールドシュタインは，結局彼らは「抽象的な」様態から「具体的な」様態へと後退しているのであり，これがより「主要」なことだと考えた。この種の患者で知能指数が落ちないのは驚くべきことではない。というのはゴールドシュタインが述べたように，高いレベルの知能が障害されても，知能指数によってはそれが見いだされないからである。たしかに，精神錯乱者と同程度な知的機能の全体的障害が，前頭葉患者にはない。活動の計画，調整，確認のなかに含まれる認知機能を問うテストをして，はじめて彼らの障害が明るみにだされる[24]。つまり前頭葉は，将来に向けて行動を組織化すること，意図の創造，行動のための構想や計画を支配する。というわけで前頭葉は多くの場合に，言葉を介して行動全体に作用する上部構造のごとくに動作する[25]。

　最近の研究によると，さまざまな要素を集めることによって通常は解けるような単純な問題でも，前頭葉患者はそれらの要素を正しく操作できなくなる。たとえば，ある行動を行うために諸要素を組織化する能力を失う。シャリースが報告したつぎの意味ぶかい逸話が，良い証拠となる。すなわちある前頭葉患

者は，検査の過程で次の問題を解かねばならなかった。息子は 15 歳，父親は息子より 25 歳年上，母親は父親より 5 歳年下である。3 人の年齢の和はいくらか？　彼は答えとして，実験者が与えた 3 つの数字を足し合わせ（15+25+5=45），それが父親と息子と聖霊！（このような言葉遊びは，前頭葉患者で典型的である）の年齢の合計だと決めつけた。その患者は，この課題に含まれるさまざまな命題をよく理解していたが，これらの命題のあいだで論理的な関係づけをすることができなかったのである[26]。

　このような障害は，知能指数にもとづく研究によっては明らかに把握されない。そこで，他の大脳領域よりも高い階層にあって，推論や行為を成しとげるために必要な諸要素を組織化する役割を通常は果たしている大脳領域が，このような障害を引きおこすのだとされた。ところで，認知心理学のモデルで使われる言葉によれば「スーパーヴァイザー」の欠損，ビアンキのより古い言葉をふたたび採用するなら「合成装置」の欠損だとするこのような考えかたは，事実の近接記憶が失われることで行動の時間構造が乱れるのだとする考えかたと，どのように両立するのだろうか？　前頭葉患者の記憶障害は古くから知られていたが，その客観的な評価はようやく最近になされた[27]。すなわち前頭葉患者は，（たとえばコルサコフ症候群の症例がそうであるように）まさに近接した事実の記憶障害を示す患者とは異なって，新しい記憶をたしかに形成できる。彼等は「思い出すことを忘れた」かのように見える。すなわち彼等に欠けているのは，記憶を適切に使うことである。というわけで，「注意や短期記憶というどちらの問題よりも基本的なこととして，未来に設定された目標を追及するために重要な認知機能についての，ある意図的で積極的な要素が「前頭葉患者」に欠けているように思われる。しかしその目標が単純で直接的で親密性をもつために，ひとりでに努力なしにその目標が達成されそうなときには，障害はあらわれない[28]」。したがってフスターによれば，目標達成のために行動を組織化するうえで必要な未来への機能（予測したり予見すること）と過去への機能（記憶したり思いだすこと）をふくむ，「行動の時間的統合」のレベルに彼らの障害がある。前頭葉患者で計画の障害が顕著なことが，多くの逸話によって示されている。ペンフィールドとエヴァンスは，前頭葉の腫瘍のために手術を受けた患者（ペンフィールド自身の姉妹）の例を報告している。彼女

は自分の兄弟を夕食に招こうと，一日中食事の準備をしていた。招待者たちが到着したとき彼女はまだ台所にいて，サラダはまだ作られておらず，ローストはオーブンに入れられていなかった。さらに，この患者はトランプのブリッジもできなくなっていた[29]。同じように，ブリクナーの患者は夕食のために外出したがったが，レストランで良い点と不都合な点を詳しく分析したにもかかわらず，自分の好みをきちんと決められなかった。

　より最近の神経心理学の研究は，損傷の場所的分布をさらに完全に記述し，そうすることによって，前頭葉症候群にまつわる歴史的なさまざまな概念を解く鍵を示している。すなわち，前頭葉の背外側領域の損傷は「知能」の障害（抽象的な問題の論理を把握できない，計算できない，問題を解くのに必要な知識を取りまとめられない）を生じさせる。一方，腹内側領域の損傷は，情動を取り扱う障害や「社会認知」の障害を生じさせる。おそらくこれら後者の障害のために，理性的決断を迫られたり社会的状況で自分の行動を調整しなければいけないときに，患者はさまざまな問題に直面する[30]。

✂ 前頭前野切断術の生死

　このように前頭葉は長いあいだ，心の活動が練りあげられる大脳部位だと見られてきた。それが摘除されたり損傷を受けると知的な障害と感情の障害がともに生じるので，他の心の機能全体を支配するというのがその機能であるように思われた。したがって，心的活動が乱されたと見えるとき，その活動を変えようと前頭葉の働きに干渉を加えることを考えたとしても，それ自体驚くべきことではない。

　このような着想の起源は，1935年にロンドンで開かれた国際神経学会議にさかのぼると思われる。そこにはリスボンの神経科医エガ・モニッツが出席していた。フルトンはジャコブセンとともにサルで行った前頭葉摘除の結果を発表した。その講演を聞いたモニッツは，それと同じ手法を心的障害をしめす患者にも使えないかと考えた[31]。運動領域の前にある前頭葉の部分を摘除することは，腫瘍を治療するためにすでにヒトで行われていて，この手術が患者の人格におよぼす効果が知られていた。すなわち神経外科医のパーシバル・ベイ

リーは 1933 年に「前頭葉を切断する前に，私はためらう。この手術の後ではいつも，性格が多少変わるし，判断が障害される。このようなことは洗濯など単純な作業においてはあまり重要ではないかもしれないが，多くの人々の利害にかかわる判断をなすべき実業家がもし患者ならば，その結果はひどいものになるだろう」と打ちあけていた [32]。

エガ・モニッツ自身の著作にしたがってわれわれがたどることができる彼の足取りは，まったく別物である。彼の野望とは，前頭葉損傷の二次的結果を懸念することなく，むしろそれを重要視する「精神外科」の野望であった [33]。1936 年に急いで出版された著作のなかでこの著者はジャコブセンの実験をはっきりと引用し，前頭葉の両側を根絶すると「その動物の振る舞いや行為がつねに変化し」，「人格と性格」の障害が生じると断言した。モニッツを導いた神経生理学的仮説とは，前頭前野の損傷で生じる効果はほとんど白質の破壊による，すなわち前頭葉内での神経インパルスの経路を切断することによる，というものであった。この確信の基礎にあったのは，前頭葉深部を侵しそれゆえに白質を破壊する腫瘍が，灰白質しか侵さない腫瘍よりも精神障害をより多く生じさせる傾向にあるという臨床的所見であった。すなわちモニッツにとって，前頭葉とは何よりも脳全体からの多くの経路が集まる場所であった。実際，「精神的生活とは，中枢神経系のすべての部分から直接的あるいは間接的にやって来る諸機能の帰結であり」，「心の表出がより高度な精神的複合体として表現されるにつれて」これらの結合は「強められ複雑化されるはずである」。かくしてモニッツは，前頭前野を大脳の他の領域とくらべて「特殊な」領域だとするために当時しばしば使われていた（妥当性に欠けるわけではない）論拠を取り入れた。すなわち前頭前葉を狭い諸領域に分割することは他の部分におけるよりも明確に行えない。また前頭前葉は感覚求心入力を受けない。最後に，このレベルでの損傷は，それが大きな両側性のものでないならば，臨床的に検出できるだけの結果を生じない。

モニッツは，前頭葉に向かって収束するこの神経回路が柔軟で可変だと考えた。それと反対に神経回路が「固定」され一定になり変易性を失ったときに，メランコリックな観念あるいは妄想が現われ，それは患者の精神生活を支配したりわずかな刺激に反応したりする。「普通の人は考えを変えないかも知れな

いが，それが固定されてしまうわけではない」。ところが「心的疎外者の精神複合体は病的に執拗になる」。「われわれはこの理論的着想をさらに主張しようとは思わない。しかし，われわれがわれわれの手術を試みるようになったのは，まさにこのためである（…）。ひとつの結論が導かれる。これらの患者を治療するためには，彼らの大脳に存在するはずの多少とも固定した細胞結合の配置を，とくに前頭葉に関わる配置を壊す必要がある」とエガ・モニッツは結論した[34]。

　精神外科の始まりは衝撃的だった。エガ・モニッツは神経外科医のリマに手助けされながら，「大脳白質切除術」を行った。これは，穿孔器であけた簡単な孔を通って前頭葉の白質まで到達し，疑わしい結合を切断するというものだった。彼らは1935年から1936年のあいだに，「精神病院に住む人々の底辺」をなす慢性の心的疎外者のなかから選ばれた20例で手術を行った。彼は「われわれはこれらの試みを，運まかせに行ったといえる。すなわち一方では非常に多様な患者を使い」，他方では「前頭前野の部分を壊したが，この手術を正当化すべきそこの細胞結合連絡について，われわれは知らない」と認めた[35]。患者たちは，1回目の手術が効果をもたらさなかった場合には何回も手術を受けた。手術前の症状にはメランコリーや躁病の症候だけでなく不安神経症や統合失調症も含まれていた。4ヵ月後にモニッツが観察したところ，7例では臨床的あるいは「社会的」に回復し，他の7例では改善がみられ，6例は無効だった。彼らによるはじめての試みの結論は，「精神病患者で前頭葉の卵円中心（訳注：白質の一部）のいくつかの部分を壊すと，彼らの精神的な症候学的所見が驚くほど変わる。大脳の損傷と精神障害の関係は，われわれにとっては明らかだと思われる。この神経学的方向で研究すべきことは多くある。それこそが精神医学に大きな進展をもたらすはずである[36]」というものだった。数年後にフリーマンとウォッツは，「前頭葉がなければ，もはや精神病もありえない」と述べた。

　この白質切除術は，また前頭前野を破壊する他の方式も同じように，数ヵ月で一般化する。1949年にエガ・モニッツは「いくつかの精神病にたいする白質切除術の治療的価値に関する」発見により，神経生理学者のW. R. ヘスとともにノーベル賞を受ける。精神外科の進展のうえで重要な別の事件は，フリーマンとウォッツの編集による『精神外科学』という題名の著作が1942年に刊

行されたことである。フリーマンとウォッツはその本のなかで,「標準白質切除術」について記述した。これは,すでに1936年いらい一般的に行われていた手術であり,頭蓋の冠状縫合より前の横断面で前頭葉を完全に切断するというものであった。この手術は標準の手法になり,その手術を受けた患者の数はアメリカ合衆国だけで約5万人と推定される。この手術はいくつかの欠点にもかかわらず,外科医たちに好まれ続けることになる[37]。

1942年以来白質切除術は,統合失調症を治療する手段のなかに当然のこととして加えられた。もっとも重篤で精神病院に永久に強制収容されていた患者たちが,唯一とは言わないまでも最初にそれと関係させられた人々であった。この手術の長期にわたる結果を,われわれは今では知っている。フリーマンによれば,3500人の患者が手術を受けた。そのうちの700人以上の統合失調症患者について,彼は詳しい調査をして報告した。この調査から出てきた最初の事実は,急性期の患者以外では白質切除術は効果がないらしいということである。発症の最初の年に手術を受け約15年経過した患者(415例)のうち,57％が「雇用されているか主婦」というカテゴリーに,また25％が「保護環境」下にあり,15％は精神病院に留まるか戻された。統合失調症の発症から10年後に手術を受けた患者では,それぞれの割合は17,38,41％であった[38]。フリーマンの縦断的研究が第二に教えることは,「標準」型の白質切除術の使用は,前頭前野のより限定した損傷をもたらす別の手術(眼窩部横断白質切除術)よりも良い結果をもたらさなかったということであった[39]。

白質切除術を受けた患者の経過について完全な報告は少ししか公表されていない。したがって,キャロリン・ウィルソンの症例について2人の神経心理学者が発表した報告は,例外的である[40]。聡明な医学生だったこの患者は26歳で統合失調症の兆候(奇妙な行動,脅迫観念,鬱,攻撃性など)を示し,そのために10年間入院した。電気ショックをふくむ一連の多くの処置がなされても効果がなかった。病状が徐々に悪化しない前に,標準白質切除術が9ヵ月の間隔をおいて2度行われた。手術から数10年後に行われた放射線検査によると,前頭葉の損傷が疑いなく大きいという特徴があった。手術のとき(1947年)からこの数年前までおよそ10年ごとに,この患者は規則的に検査をうけた。彼女の状態は驚くほど安定だった。彼女は自宅で平穏な生活を送り,たえ

ず笑い，しかし，だからといって場違いな幸福感を示すわけでもなかった。彼女は分別なく食べすぎた。彼女は一人では生きられず，道に迷った。彼女は150字以上の手紙を書けず，その文体は子供っぽかった。この完全に依存的な状態にもかかわらず，フリーマンは彼女を，「主婦」（もっとも好ましい）というカテゴリーに分類した。この患者が保っていた高い知能と（彼女の知能指数は平均以上であった）と，その依存的な状態とは対照的である。しかし詳しい神経心理学的検査をすると，記憶が大きく冒されていた。検査の途中で規則が変えられるために反応の戦略をそれに適合させなければならないような問題解決のテストで，彼女はいつも失敗した（失敗はずっと続いた）。

　標準白質切除術の結果が望ましくなかったので，神経外科医たちは損傷がもっと小さくより選択的な解決手法を探そうとした。1948年の第1回国際精神外科会議では，ずっと現代化された手法が提案された。前頭前皮質の限定した領域を取り除くことを可能にする下部切断（undercutting）の技法をスコヴィルが紹介したのは，この会議においてであった。前頭葉凸部領域（9野，10野および46野）の下部切断は激しい不安の治療に有益だと分かったが，それによる知能障害の重篤さのために使われなくなる。眼窩野の下部切断は慢性的な鬱状態の治療に有益だと分かり，また帯状領域の前部（24野と32野）の下部切断は強迫神経症の治療に使われることになる[41]。これらの所見が動物実験の結果と合致し，またその動物実験の結果も最近の神経心理のデータから確認されたということは興味ぶかい。すなわち，すでに見たように前頭葉凸部が損傷されると記憶や知能の過程が乱されるが，眼窩領域は情動的過程に関わるらしい。認知症のいくつかのタイプで，変性した皮質領域の分布を調べる研究からも，おなじ結論が得られた。すなわち人格障害が重篤なピック病では，前頭皮質と側頭皮質の底部に変性が集中する[42]。

　1954年から向精神薬が投与されるようになると，それが一因となって精神外科は衰退する。しかしこの手法がまったく行われなくなったというのでは決してない[43]。脳定位術では，放射線で確かめながら大脳の深部に置かれた電極を使って，局所的な破壊が可能になった。この脳定位術の進展は，ライランダーの言葉によれば，真の「ルネッサンス」の出現を束の間に信じさせるものであった。前頭葉の結合についての解剖学的および神経生理学的研究に影響さ

れたものであるが,視床腹内側核から眼窩皮質に向かう投射を切断することで後者を隔離させるという試みがなされた.しかし精神外科が「外科による行動の支配」の方向に偏ることを恐れて(根拠のあることである),激しい批判がこのような展開を制限する[44]。それでも何人かの当事者たちは,「快楽中枢」を電気刺激したり,暴力的とみなされた患者で「鎮静的脳定位術」として扁桃核を損傷したり,性的変質者で視床下部を損傷した[45]。メディアは,とくにイギリス[46]とスウェーデンで,激しく反応した.政府当局もそれに加わり,アメリカ連邦議会の報告は,精神外科が「西欧の倫理的伝統にまったく反する」と宣言する[47]。

前頭葉の精神外科についての歴史は,精神薬理学という革命がおこる前の臨床精神医学の枠内に戻されるべきである.レオン・ドーデは『ヤブ医者』のなかで,狂気の専門家であるリゴティン博士という人物に次のようにいわせた.「私のかわいそうな妻,リゴティン夫人は有害な読書で気狂いになった…。ある日,彼女はメランコリックな気分になった.私は彼女に臭化物を吸い込ませた.私は彼女に電流を流した.なにも彼女に良い結果をもたらさなかった.彼女は私から離れたがった…。私は強力な放水シャワー No.1 を試した.彼女は怒るようになった.私は彼女を小部屋に閉じ込め,食物注入管で栄養を与えねばならなかった.彼女は死んだ.死後解剖すると,小脳で初期の変性があるだけだった[48]」。たしかに,1930年代に統合失調症の治療手段は豊富だった.長期の麻酔状態(睡眠治療),インシュリン療法(インシュリン投与による起こされる低血糖の昏睡),マラリア療法(細菌の投与で引き起こされる温度ショック),痙攣療法あるいは電気ショック(化学物質あるいは頭蓋への通電によって引きおこされる全身のテンカン発作)がすでに広く行われていた.しかし,白質切除術で引きおこされる目を見張るような行動変化は,入院中の精神病患者数が記録的数字に達した状況下では効率的だとの印象を与えたかもしれない.希望のないこれらの患者たちを救済し彼らの治療を早め彼らの入院期間を短縮するために,フリーマンは「福音にかなった献身的熱意」を施したといわれる.

白質切除術を正当化しようとする科学的推論において,前頭葉の機能的不調から生じた気質あるいは行動の障害が,その同じ前頭葉を切除するならば消え

るだろうとの仮定がなされている。たしかに，ある器官の過剰な働きを抑えるための治療的手術が行われる例が医学では多くある。しかし前頭葉が過剰に機能しているとか，前頭葉の不調がシステムの残りの部分に悪影響をおよぼす危険があるとかの口実のもとに，前頭葉の一部を取り除くことは，「高次の」精神活動が特別に局在するとの説に盲目的に癒着することである。さらに，この「摘除による」治癒の論理は，患者を救済するために彼の精神活動を彼から奪わねばならないことを暗に認めているから，それ自体で矛盾をはらんでいる。このような態度は，幻視を訴える患者で後頭葉を摘除せよと勧めたり，幻聴のある患者で側頭葉の摘除を勧めることと同じである。バルクハルトは1880年代に実際にこれを試みた。すなわちバルクハルトは，精神病患者の幻聴を皮質の選択的切除によって治療することを提案したのである。彼は，幻聴はヴェルニッケ領域の昂進のせいだとの仮説を立てて多くの患者でその領域の摘除を行ったが，たしかな結果は得られなかった[49]。

　反精神外科のキャンペーンに促されて，人格障害には選択的で限られた効果しかもたらさないように意図する外科手術が開発されるまでになった。それの適応性についての指示は，他の治療がすべて効かない重篤な鬱あるいは神経症に限られた。ようやくのことで，とくに手術の結果が以前よりも厳しい評価を受けるようになった。たとえば前頭前野と辺縁系を結合する繊維を切断し（脳定位術で行われる），精神障害の運動的，植物的，情動的表出をそこで制限することを目的とする帯状回切断術が，その例である。マサチューセッツ工科大学の神経心理部門は，帯状回切断術を受けた85人の患者を評価し，鬱症候群にはこの外科行為が正の効果をもたらし，認知機能には望ましくない結果は生じなかったと結論した[50]。しかし，辺縁系の生理的知識，とりわけ情動を調整する回路のシナプス伝達メカニズムに関する知識がもっとあれば，精神外科のような急進的で危険を伴う方法に頼ることなく，いくつかの経路を選択的かつ可逆的にブロックできるのではないかと期待しうる。

　知能の，推理の，記憶の，判断と人格の，感情の…制御。前頭葉は，心のすべての属性をあわせもつように見える。だからといって，あれほど探し求めてきた中枢，ヒトを他の動物よりも優位だとしてきた中枢が，これなのだろう

か？　皮質の他の領域で処理された情報の連合あるいは合成，知的能力の管理，あるいは逆に本能の抑制が重要なのはともかくとして，前頭葉にあれほどの全体的な機能を割りあててきたのは，おそらくその正確な役割が分からなかったからである．

　最近の研究によれば，前頭葉は逆に機能的に細分化されるという考えかたが裏づけられているように見える．すなわちそれぞれの領域は，その求心性および遠心性結合に応じたある一定の機能的作用に特殊化しているように思われる．これらの諸領域が活性化されたり非活性化されると，無限に多様な精神状態が作られる可能性がある．したがって，この繊細なモザイクに外科医が乱暴に侵入しても，心の活動を弱めてより単純な表出しかできなくさせたり，新たな状態を創造する可能性を破壊するだけであろう．

　次の章は，いままでの2つの章とは一線を画している．大脳局在とその当然の帰結である生得観念が心の生成に果たす役割が，他のメカニズムを擁立するがために拒否される．すなわち思考は諸感覚の連合から作りだされ，その感覚自体は生命体と外界との干渉から生じるのである．また環境への適合というもうひとつの概念が現われて，それはやがて主流となる．

3 ▶ 観念の連合

　19世紀初頭に，精神の起源・乳児における精神の発達・全生涯での精神の働きについての論争が急転回した。すでに見たように，ガルは生得的能力という考えかたを擁護していた。ただしガルは精神を神の恵みとはせずに，精神とは大脳に局在する諸器官の協調した働きの結果にすぎないとした点で，デカルトやライプニッツの古典的理論と異なっていた。このガルの理論から論理的に導かれる結論とは，前もって決められた一定数の諸能力が一度に全部獲得され存在するというものである。しかし，これに「感覚論者」の説が対立したのである。フランスの，いやむしろ英国の啓蒙思想に決定的影響を与えたこの説によれば，すべての知識とすべての経験は感覚に由来するのであった。有名な格言によれば「はじめに感覚器官になかったものは，精神にもない」のだから，感覚に先立つ観念の存在を検討する必要はない。ダランベールは『百科全書』の「序論」で，「われわれのすべての直接的知識は，われわれが感覚から受けとる知識に帰着される。だから，われわれのすべての観念はわれわれの感覚に負うということになる」と書いた [1]。「生得観念がないなら，啓示による真実もなく，伝統すなわち神権に基礎づけられた政治体制もない…」というのだから，この立場もガルのものと少なくとも同じくらいに破壊的だった [2]。

✄ 連合主義の誕生

　局在についての初期の議論が「パリのもの」だったとすれば，連合主義の誕

生は完全にイギリスのものだった。感覚主義の近代的解釈はジョン・ロックとデービット・ヒュームにさかのぼる。それによると，感覚から観念が作りあげられ，諸観念の連合から複雑な観念が形成され，最後に精神が作られる。いいかえれば，思考と意識は「観念の連合」から生まれる。この感覚主義者の原理をもとに，ジェームス・ミルとその息子ジョン・ステュワートという哲学者の系譜が連合主義の理論を作りあげた。「私は一頭の馬を見る，それはひとつの感覚である。すぐに私はその飼い主のことを考える。これはひとつの観念である。飼い主という観念は，彼の職務（それは国務大臣である）について私に考ひと1つの観念である。国務大臣という観念は私に公務について考えさせ，このようにして私は一連の政治の観念に関わるようになる…」とジェームス・ミルは述べた[3]。さらにジェームス・ミルは「普遍的な連合という原理にしたがいつつ，人間のすべての性質は状況から形成される。そこで，教育が人間の道徳的および知的な状態を向上させる無限の可能性が生まれる」と断言した[4]。さて，感覚や観念はそれらのあいだで偶然に連合するのではなく，ジョン・ステュワート・ミルが苦労して記述した諸条件いやむしろ法則にしたがう[5]。すなわち同時性や近接性の程度あるいは現象の生起頻度の程度が，連合の強さを決める。というわけで，ほとんどの場合に一緒に出現する諸経験や決まった順序でしばしば経験される諸経験のあいだで連合がなされて観念が生じやすい。このようにして，アリストテレスの古い着想，すなわち同一の対象が引きおこす（視覚的，触覚的などの）さまざまな感覚はいつも同時に生じるゆえにこの対象の観念が形成されるようになるのだ，という着想がよみがえった[6]。外界は不変で安定だから感覚は秩序だって現われる。それゆえに，これらの連合から帰結する観念と現実とのあいだでの一貫性が保証される[7]。

　感覚から観念が生まれるということについて，ジョン・ステュワート・ミルは化学反応のたとえを思いついた。すなわち「多くの印象と観念が心のなかで影響しあうと，化学結合と似た過程が生じる。諸感覚が一緒に受けとられるとき（…），それらは互いに混ぜられ融合させられて，もはやさまざまな観念ではなく唯一の観念だけが存在するようになる。ちょうど，プリズムの7色が続けざまに速やかに目に与えられるときに生じる感覚が白であるように。ところでこの場合に，それらの7色が白を生みだしたというべきであって，それらが

白だというべきではない。より単純な多くの観念が混じりあうことによって作られた複雑な観念についても，同じである（…）。これらが心の化学の例である。そこでは単純な諸観念が，複雑な観念の要素になると言うよりも，むしろ複雑な観念を生みだすといえる(8)」。

　ジョン・ステュワート・ミルの連合主義は，知能だけが関わる分野を逸脱していた。というのは，連合から生まれた観念は「個人の目的に役立ち」その目的に合うように彼の行動を導く，とされたからである。ジェルミー・ベンサムはミル一族の親友だったが，そのベンサムによる「功利主義者」の説によると，各人の行動は「功利の原則」に導かれ，それが「良い」か「悪い」かは痛みと快楽の感覚に応じて決められる。すなわち，人は個人的な幸福をつかむために，あるものを避け別のものを探し求めようとする。国家の役割とは，より多くの人々ができるだけより幸福になれるように，（適当な法律を作用させたり，報奨や罰をふりあてることによって）この原則を補強することである。このようにしてミルは，個人の行動を道徳的視野のなかにしっかりと組みこもうという流派を創始し，それはやがて大きく広まることになる。幸福の探求が人間行動の唯一の目的である。またすべての人々の幸福は各人の幸福の和（連合）であり，普遍的利益は個別の利益の和である。だから，幸福の探求を目指す行為はすべて道徳的である。精神の働きをまじかにあるいは遠くから扱う理論のすべてが正当かどうかを決める指標は，その理論が社会の進歩と利益の保全のために貢献するかどうか，その結果として個人あるいは集団の幸福を保証するかどうか，という点にある。

　ただしベンサムとは異なってミルは，すべての人間が幸福を追求しようとするこの傾向が，「道徳感」や「生来の公正さ」の存在によって説明されるとは信じなかった。つまり道徳的感情とはなにかの本能や生得観念の結果ではなく，結局は快や痛みの感覚をもとにして獲得された習慣，連合にほかならなかった。「心理的あるいは道徳的な感情と性質はすべて，連合から生じる（…）。教育とは，（…）普遍的利益に役立つすべてのものを快に連合させ，それに役立たないものを痛みに連合させることである」。この方法を遅れることなく実行するなら，「快や痛みとの強い連合が」作られ，「生涯の最後まで強度を保ったまま望んだり避けたりできる」ようになるだろう(9)。

しかし幸福の追求は，教育にも国家にも依存しない「自然な」平衡の追求だとも考えられる。道徳的か否かついて何がしかの判断を引き合いに出したりそれに応じて社会を改革するのではなく，どうして自然のままにさせないのだろうか？「社会的な身体」のなかの器官がそうであるように，（富めるものも貧しいものも）各人が自分の仕事をなせばたちまち，個人の幸福と他人の幸福（これらの実体は互いに不可分である）が達成されるであろう。したがって幸福の真の源は，人間のすべての能力が「自由に発揮される」ところにある。すなわち国家はこの自由を保護すべきで，それに干渉してはならず，特にあまり恵まれない境遇を改善するために介入すべきではない。もしそうすれば自然な平衡が歪められるであろう[10]。スペンサーや1850年代の他の思想家たちは，生物的概念と経済学の理論のあいだでこのような危険な（しかし影響力のある）混同をし，「仕事の分配」という概念にもとづいて，社会的生命体と各人の生命体のあいだで「社会生命体（有機体）説」という類推をするようになった。つまり，諸器官がそうであるように各人は特殊化する，この特殊化は進化という時の流れが結実したものである。同時にそして相補的な仕方で，特殊化された各人および諸器官は，より大きな集合体に統合されて「相互依存」の状態になる。社会的には，「進化の出発点は，その構成員がそれぞれ自分のために同じ行為をなすという集団である。進化の到達点は，その構成員のそれぞれが他人のために異なる行為をなすという共同体である[11]」。同様な進化がすべての生命体に作用する。すなわち「より下等な生命型からより高等なものに向かう発達の程度は，協調的な集合体をなすそれぞれの部分がどの程度に凝縮しているかで特徴づけられる」。「それぞれの器官にひとつの機能，それぞれの器官にそれ固有の機能，それがすべての生命体の法則である（…）。肺は消化をできないし，心臓は呼吸できない…」。統合化された種では，部分は「他のすべての部分のために生き，それらによって生かされる」，その結果，肺機能が止まるとたちどころに心臓の動きが止まり，四肢を襲うマヒは栄養が得られなくなるため，あるいは危険から逃れられなくなるために身体全体を死に追いやる。このような相互依存は，諸部分の階層構造と諸部分の全体的「機能」への従属を前提とし，それらは外部の状況に最適に適応するために必要な条件である。「したがって，進歩とは偶然ではなく必然である[12]」。

そこで心理学者がいま考えなければいけないのは，精神がいかに生じるかということだけではもはやなく，個体（身体と精神）の環境への統合，一言でいえば「適応」である。というわけでスペンサーは彼の『心理学原理』のなかで，生得概念と連合の概念を，そしてはじめてまた明確な仕方で進化の概念をも広く統合しようと試みた。そうすることで彼はジョン・ステュワート・ミルの経験論とカントの生得説を和合させることができたと考えた！　すなわち（空間の，運動の，抵抗の観念のような）われわれのいくつかの観念は，まず経験によって獲得され，次いで遺伝により固定されついに生得観念になる。「われわれの諸観念の関係が経験によって形成されるという学説は，各人のなかで経験により築きあげられ積みあげられたすべての関係だけでなく，各々の種のなかで経験により築きあげられ積みあげられたすべての関係にも実質的に拡張されるべきである[13]」。スペンサーによると，われわれの行為のほとんどは，栄養，睡眠，場所の保有といった基本的欲求によって決められるが，さらに「道徳感」のような少数の生得的な能力のせいで，ある人々の幸福が他の人々の幸福と対立はしないという結果にいたる。ただし，スペンサーは骨相学者と同じような意味を生得的能力という概念に与えようとはしなかった[14]。ガルがリストとして並べた人間の諸能力は自然の秩序の現われであり，前もってはっきりと決められたものだった。いっぽうスペンサーにとっては，生命体が環境に適応していくことが生命体の究極の道理である。したがって，ガルとスペンサーの見解は相容れなかった。それはそれとして，個人の行為を調整する役目を生得的能力にあてがうことによって，スペンサーはジョン・ステュワート・ミルの連合主義から離れていった。自然の諸現象を互いに連合させたり精神の現象をたがいに連合させるだけで心理現象を説明しようとするのは，スペンサーには不十分のように思われた。考えるべきことは「内部の関係を外部の関係にたえず合わせること」である。それが，身体の現象と心の現象のあいだ，大脳と精神のあいだの直接的で途切れのない連続性を解く鍵である[15]。

　心理学におけるこの「進化論者」の系譜は，スペンサーとその直接的な後継者たちに限られるのではない。次章で見るように，その系譜はずっと広がって行動主義者の思想の源流のひとつになる。これらの多くの系譜のなかの大きな部分が，ウィリアム・ジェームズに影響を与えた。実際に，進化論者の心理学

をはじめて形式化したものであるスペンサーの『心理学原理』(1855年) と，W. ジェームズの『心理学原理』(1890年) はほぼ直接的につながる。ジェームズによると，種が生物的に進化したり個人が環境に適応するための要素のひとつが，精神（「意識」）である。「意識をきちんと研究するためには，意識によって認識されるべき物理的環境のなかに意識を位置づけなければならない…。古い理論的な心理学の大きな過ちは，魂を絶対的存在に，すなわちそれ自身以外には依存しないいくつかの能力を授けられた純粋なる精神に仕立てあげてしまったことだった（…）。しかし今日の心理学は，われわれの内なる諸能力と諸事象の構成とのあいだに適応というものを見定めている（…）。その適応のおかげで，われわれは自然環境のなかで生きることができ自分自身を発達させることができる（…）。世界と精神は相補的に調整されるかのようにして，一緒に進化してきた」。このような見方をすすめて，「心の活動とは結局は合目的的な存在であり」，われわれの思考様式は「外界へのわれわれの反応を形づくるのに役立つ」ようなものになった，という見解に至った[16]。内的関係が外部の関係に適応すべきだというスペンサーの表明ほど心理学に役立ったものはない，とジェームズはつけくわえた。

　1855年の著作のなかでスペンサーは神経系の構造に言及し，そこで彼のモデルを一般化しようとした。精神状態が再結合するときはいつも「神経系の構造変化」を前提とする。「印象の集合，運動の集合，あるいは双方の集合が結びあわされるとき，関連した神経繊維が神経節のなかで結びつけられるであろう[17]」。心のさまざまな形の活動のために大脳の異なる部分が作用するのは仕事の分担を保証するためであって，「骨相学者たちが考えだした誤った理由のためではない」。「機能の局在はすべての生命体の法則である。すなわち仕事の分担は，いつも構造の分化を伴う[18]」。この点についてジェームズの考えかたはもっと過激だった。「ひとつの意識状態は，ただちに大脳半球のある限定的な活動を必要とする」。「心の活動はどこにでもあるのではなく，大脳活動のひとつの機能にすぎない。両者はともに変化するが，原因に対する結果のように両者の関係は一定に保たれる」。「いま，心理学は唯物論の側に傾きながら進んでいる。その最後の結果を考えながら心理学を進ませる（…）べきである[19]」。

✄ 連合主義者の神経学

　連合主義者の着想は1850年以後に，ジョン・ステュワート・ミルのもう一人の友人アレクサンダー・ベインの仲立ちによって，心理学と神経学に入りこむ。神経学の素養を身につけていたベインは，ガルを徹底的に批判することに専心した。骨相学は「性格」の科学でありえたとしても「精神」の科学ではありえない，と彼は考えた。つまり骨相学者たちがリストにあげた諸能力について，そのうちのいくつかは感覚器官の働きに帰着される（したがって連合主義で説明される）かもしれないが，どれもが精神の基本的な構成要素ではない。心理学の原理とは，獲得されるもので基本的なものはなにかを正確に決め，感覚が変換されて観念になる法則やいくつかの思考が別の思考を生みだす法則を発見することではないか？　骨相学は自尊心，闘争心，畏敬のような能力を独立させたときに，このような要請を考慮しなかった。というわけで，諸能力への分割をやめ，そのかわりに（差の感覚，類似の感覚，記憶といった）知的機能の形成を支配する連合の法則と論理的な原理を研究すべきである[20]。

　ベインは，ミルの純粋に「感覚論者」的な連合主義とも一線を画そうとした。心の活動は感覚領域だけから生じるのではなく，逆に心は外界による決定論から逃れることができるはずである。そこでベインは，運動を遂行することでもたらされる感覚をとくに重視した。後で見ることになるが，このような感覚は議論の的になった。筋肉には運動性と感覚性の二重支配（訳注：中枢から運動指令が筋肉に伝えられる一方，筋肉中のセンサーが筋の状態を中枢に伝える）があることが知られて以来，ある人々は上記の感覚が「筋肉感覚」によると考えた。いっぽう他の人々，とくにJ. ミュラーとその弟子たちによれば，神経系が筋肉に向かって放出する神経インパルスからこの感覚が生じる。この「神経支配感覚」は中枢に起源があり，筋肉感覚のように末梢に起源があるのではない。ベインが言及したのはおそらくこの「神経支配感覚」である[21]。この感覚の起源が正確にどこなのかはさておき，運動に付随するこの感覚のおかげで，心理現象を築きあげるために行為が役立つということになる。意志は同じ運動を繰り返し実行させることができるから，同じ感覚を繰り返し生じさせること

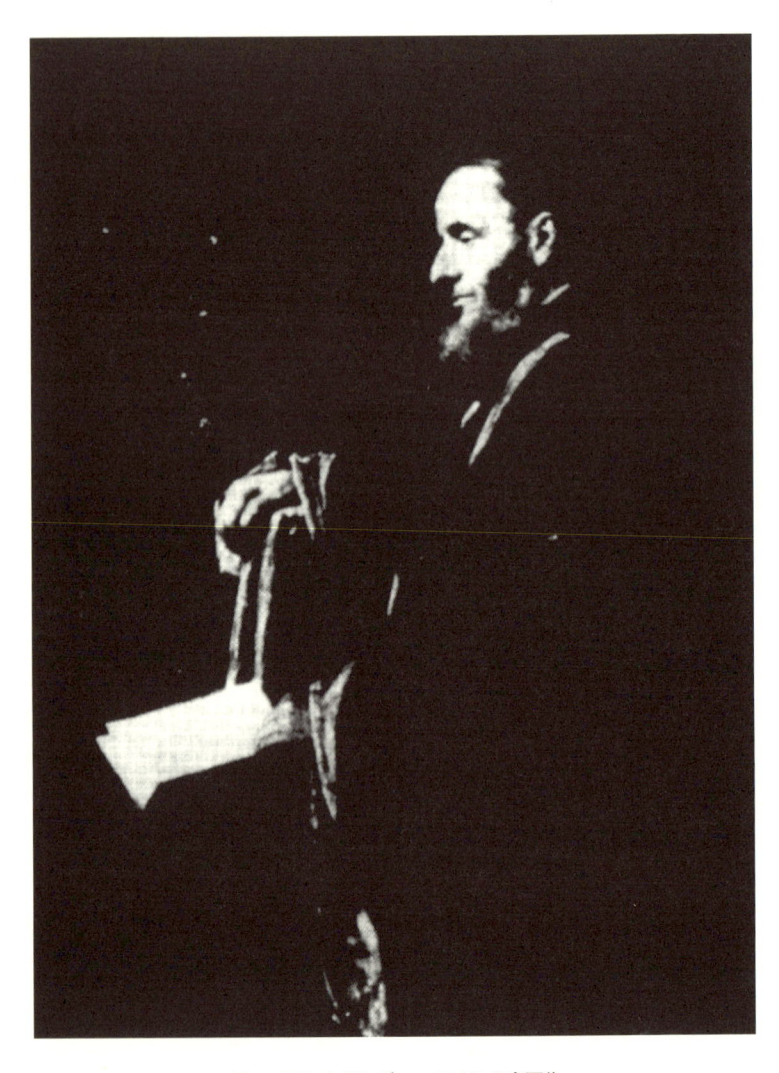

図7. アレクサンダー・ベインの自画像

ベインは1818年にAberdeenに生まれ1903年にそこで亡くなった。彼が1859年に出版した『感情と意志』という著作は，半世紀にわたって心理学の標準的な本となった。ベインの主な功績は，とくに生理学の手法を用いて随意運動を研究することを提案し，そのことによって心理学と生理学を接近させたことにある。19世紀の心理学においてもっとも権威があった『心 (Mind)』という雑誌を創刊したのは，ベインであった。

もできるのである。自発的運動とそれから帰結する快あるいは不快は、このように固定的に結合されるようになる。その結果として、はじめは偶発的に生じた運動が生命体の目的に適合するようになる。「われわれの感覚のいかなるものよりも、行為はわれわれの心の構造に深く分かちがたく入りこんだ性質である[22]」とベインは断言した。彼の先達たちの厳格な感覚主義から見たとき、彼は概念上の急転回を行い、初期の心理学と神経学に大きな影響を与えた。すなわち彼は、連合主義にまさに存在根拠を与えた。

　ベインは連合主義の影響を、またスペンサーは外界の拘束への適応と生物の階層構造という影響を、神経学者たちに浸透させた。これらの影響は、H. ジャクソンの著作においてとくに明らかである。ようするにベインが心理学でなしたものと同じ役割、すなわち世評では創立者といわれる役割を、ジャクソンは神経学においてある程度まで果たした。ジャクソンによれば神経系の働きの基本的枠組みは、「感覚－運動」の図式であった。すなわちもっとも簡単なものからもっとも複雑なものまですべての機能は、「印象」と反応の連合から構成される。この連合のもっとも簡単な例は、あきらかに反射である。そのようにして感覚－運動機能の階層構造を、それらの機能の「自動性」の程度にしたがって決めることができる。同じ筋肉たとえば胸郭の筋肉は、まったく自動的な運動（呼吸）、すこし自動性が少ない運動（姿勢維持）、あるいは非常に自動性が少ない運動（発話）に関与しうる。もっとも自動的なものからもっとも随意的なものまでこれらのさまざまなカテゴリーは、単純から複雑へという神経中枢の進化、すなわちもっとも自動的な運動をになう下等な中枢にはじまって、もっとも自動性が少ない運動をになう高等な中枢までの進化を反映している。最後に、有名な反復説（第1章を参照）にしたがうなら、このような神経中枢の複雑化は、種の進化にも、また個体の発達にも適用できる。別のいいかたをすると、より古い動物種の神経中枢はより進化した種のものよりも下等なので自動的な行動しかできないということと、ある個体での神経系の発達はどんどん複雑さを増す諸段階を経ていくということを、ジャクソンの体系は同時に意味している[23]。

　ジャクソンによれば神経系には3つの進化的な階層があり、それらはすべて感覚－運動の形式で機能する。下位の階層は脊髄、延髄、橋の階層であり、す

べての身体部分のもっとも単純な運動が表現される。中間の階層は大脳皮質ローランド領域と線状体の階層で，複雑な運動が表現される。最後に，もっとも上位の階層は前頭葉前部からなり，もっとも進化した運動中枢すなわち「精神の器官」の運動的側面がそこに含まれる。下位の中枢は生まれたときから比較的固定した仕方で形づくられるが，より上位の階層は生涯の遅くまで発達し続け，より柔らかな構成を保つ。進化の頂点にあり，また精神の起源ともなる中枢はもっとも複雑であると同時にもっとも構造化されず，またもっとも自動的でない。大脳半球のさまざまな脳回は，運動と印象をより複雑に協調させうるという点で下位の中枢と異なる。このようにして観念が生まれる。しかし「観念とは，たとえばボールの観念とは，何だろうか？ 表面の印象と特別な筋肉の調整を表現する過程だろうか？」。ジャクソンによれば大脳の局在はダイナミックな過程であり，ブローカの考えかたとは基本的に異なっていた。もっともジャクソンはブローカと激しく対立していた。ジャクソンにとってあらかじめ形成された能力などは存在せず，言語のような能力が局在するという考えかたは彼には「信じがたい」ように思われた。

　ジャクソンのこの階層的な図式はスペンサー流の理論に含まれるが，それには神経病理学を理由づけるという試みも含まれていた。ジャクソンによると，神経の病気とは行動がより自動的でより単純な形に後退してしまう「解体」である。すなわち大脳半球にある運動性の高位中枢が壊されると，解体された証拠として随意運動が失われるいっぽうで，下位中枢が解放された証拠として脊髄反射が強まる，すなわち後退が生じる。解体の広がりが症状の性質を決める。解体が局所的ならば神経学的な性質の症状になり，解体が全体的ならば精神医学的な性質になる。後者の場合には，精神の器官すなわち構造的および機能的に高位な階層が障害され，それが自己意識の障害と痴呆の双方の原因となる。これらは陰性症状である。いっぽう幻覚，せん妄，自動運動は，下位の中枢の活動を示す陽性症状である。

　連合主義の理論と局在説は徐々に接近し，1870年代に神経心理学が生まれた[24]。マイナートやフレッシッヒなどの解剖学者はさまざまな皮質領野を連合する経路を強調していたが，上述の2つの流れの出会いとこれとが無関係なわけではもちろんなかった。マイナートの弟子たちはというと，連合主義とい

う概念の熱烈な宣伝役を自称することになる。彼らのなかの一人であったジグムンド・フロイトは,「大脳の構成におけるミエリン鞘のシステムを, 他の何によっても置きかえることはできない (…)。中枢神経系は, 繊維束で直接にあるいは間接に結びつけられた灰白質の集合として考えられるべきである」と断言する。さまざまな大脳領域を結ぶこれらの繊維は「諸観念の連合に役立つので, 連合繊維とよばれる[25]」。やはりマイナートの弟子だったと知られるヴェルニッケによって, 連合の理論は神経学にとってまさに有用なものになった。彼によると, 皮質に存在するのは結局はイメージの中枢である。すなわち運動のイメージが皮質の前部にあり, 感覚のイメージは後頭－側頭部にある。ヴェルニッケは, この後頭－側頭部に視神経だけでなく脊髄後根（訳注：体制感覚の情報を伝える経路), 嗅覚神経, 聴覚神経, さらには味覚神経の繊維が終止するのを見いだした。というわけで, 過去の刺激により後部のイメージ中枢に残されていた視覚的記憶が, 新たな刺激が与えられると再び活動させられることによって, 随意運動が生じる。すなわちこれらの記憶が連合経路を伝わって皮質の運動中枢に向かい, 過去の運動により残されていた他の記憶とそこで出会い, そこが活動すると運動がはじまる。さらに, これらの連合経路は頻繁に使われれば使われるほど, 抵抗が減って神経興奮が通りやすくなる。

　ヴェルニッケがこの一般的な図式を言語と失語症の理論に使ったことが知られている。彼が発表に使った図式では, イメージの中枢とそれらをつなぐ連合経路が繰り返し描かれ, 失語症の臨床例のそれぞれを, ある結合の切断やある中枢の隔離によって表わすことができた。すなわち「感覚性」の失語症は, 側頭皮質の音イメージの中枢と発語中枢のあいだの結合が切断され, とくに音イメージの中枢が他の感覚イメージ中枢から隔離されることによって説明された。このような状態では, 話し言葉を理解できなくなるが, その患者が話したり書き言葉を理解することは妨げられないので, 単語の概念が障害されないことをうまく示せる。「運動性」の失語症では, 前頭葉の損傷によって運動イメージの中枢が他のイメージ中枢から隔離される。すなわち「その患者はすべてを理解できるが, 突然に話せなくなった。いくつかの簡単な単語なら, 彼はまだ使えることがある。そのようなことが生じるのは, もっとも頻繁には, ありふれた対象を示すためである。この事実は, 彼らがそれらの意味を知らないこ

とを示しているのではなくて，彼らに向けられた質問に音声で応答しようという彼らの欲求が示されている。イヌが何にでも吠えるのにも，同じ過程が関わる。イヌは自分が使うことができる唯一の音声にある意味を与えようとしているのである[26]」。ヴェルニッケはまた，音イメージの中枢と運動イメージの中枢のあいだの連合経路が切断されることによる「伝導性」失語の存在を予測した。そこでは言語の理解は良いし運動性失語もないが，話そうとすると言葉をうまく選べないことが生じるはずである。この予測が正しいことがやがて明らかになる。

ヴェルニッケに引き続いて，H. ヘッドによって後に「図式の作者たち」とあだ名をつけられることになる人々が，連合主義者のモデルを神経心理学のすべての分野に広める。ヴェルニッケ自身も，まったく同様の説明によって多くの症候群を記述した。たとえば，視覚イメージの中枢と言語中枢のあいだの経路が切断されることによる失読症，ある対象物の触覚イメージをその対象物の他種のイメージに連合させられなくなることによる触覚的象徴不能症である。ヴェルニッケの弟子でもあったリープマンは，1905年に図式の方法を使ってはじめて失行を記述した。リープマンの考えかたでは，おなじ半球内の諸中枢間の連合経路だけでなく，半球間の連合経路も使われた。つまり，左にある観念の中枢が各半球の運動皮質にある遂行の中枢から切断されたと考えることにより，ひとつの半球にある損傷がどうして双方の手で行われる運動で観念運動を障害させるのかが説明された。フランスではシャルコーが，有名な時計の図式を携えながら，これらのドイツ学派の着想を広めた。彼の図式には，単語の聴覚中枢と視覚中枢，文節言語の中枢，書字言語の中枢だけでなく，さまざまな観念が記憶されて「内言語」を生みだす「観念中枢」も描かれていた。これらの中枢にはある種の自律性がそなわっていた。すなわち教育や習慣で決められる各人の「精神型」にしたがって，たったひとつの中枢の損傷が他のすべての活動に影響することがありうる。すなわち，ある人で損傷を受けた中枢が言語機能に大きく関わるようなものであったときには，その人のすべての言語が損なわれるだろう。反対に，損傷を受けた中枢に二次的な役割しかないのなら，この中枢が関係する言語様式だけが損なわれるだろう[27]。

このような連合主義は，マリー，ヘッド，ゴールドシュタインなど「全体主

義者」の神経科医からは単純すぎると考えられたが，いまでも神経心理学の多くの症候群をたしかに説明できる価値をもち続けている。もっともよく知られている例のひとつが，1962年にゲシュヴィントとカプランにより論文発表された左手の失書症の症例である。死後解剖でその患者の脳梁前部に損傷が見つ

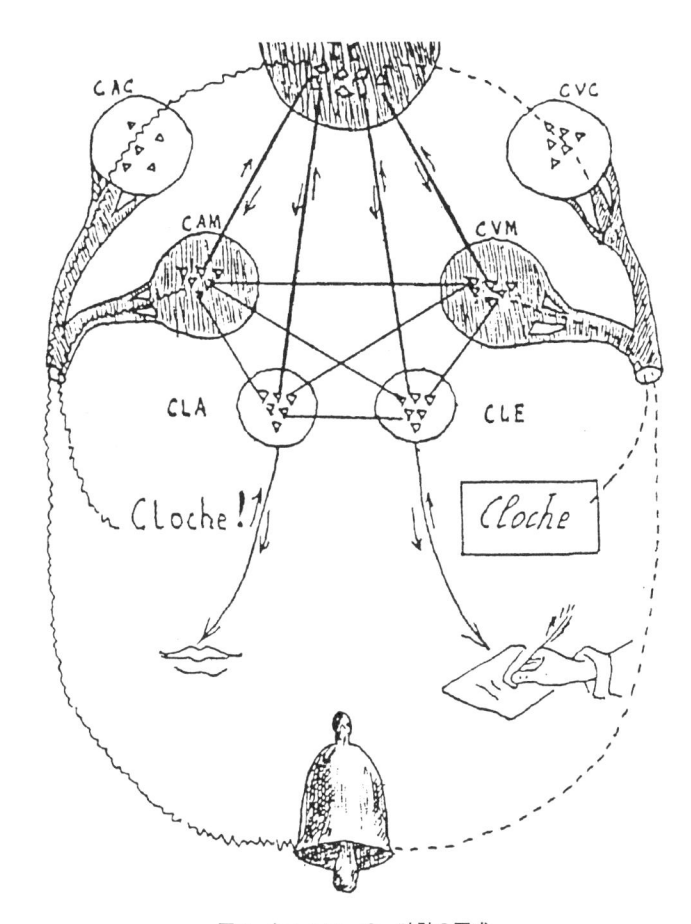

図 8. シャルコーの，時計の図式
　有名なシャルコーの講義のひとつで，彼のある弟子がこの図式を描いた。時計（cloche）という単語の理解と生成に関わる連合神経路が概略的に示されている。IC：観念形成の中枢。CAC：聴覚の共通的な中枢。CVC：視覚の共通的な中枢。CAM：聴覚的な単語の中枢。CLA：分説言語の中枢。CLE：書字言語の中枢。この種の図式は，言語や知覚や行為の制御など「高次」精神機能を説明するために用いられ，シャルコーの時代には大好評を博した。

かったので、左半球の言語中枢から、左手の運動を支配する右半球の運動領域に作用が及ばなくなったのだろうという仮説が著者たちにより考えられた[28]。この「離断症候群」から示唆を受けたゲシュヴィントは、患者をひとつの切り離せない全体としてではなく、その反対に「部分の集まり」から構成されると考えるべきだと結論した。失行の患者が指示を理解でき腕もマヒしていないのに、どうして命令された動作を正確に遂行できないのかと不思議に思うべきではない。なぜなら、その患者の同じ部分が命令を受け取りそれを遂行するのではないからである[29]。

　運動や言語と同様に、知覚のメカニズムも連合主義者の概念を用いて解釈された。神経心理学では長いあいだ、失認の説明として（フレッシッヒの意味での）「連合」皮質の損傷がもちだされてきた。たとえば皮質の視覚領域はほぼ同心円形の3つの部分に分けられ、ひとつのまとまりある知覚に向けて視覚の基本データがこれらの場所で順々に合成されていく。すなわち、網膜から来る繊維が終止する第1次野は視感覚の解析をする感覚領野だと考えられた。第1次野をとりかこむ領域は、基本要素を連合させて知覚を作りだす初段のいわゆる「知覚的」な連合野である。最後に第1次野からもっとも離れた領域は、対象の認識が行われる「認識の」連合野である。実際に、第1次野だけが損傷を受けると皮質性の「盲」が生じる。すなわち感覚の経路が損傷されることによって、すべての視覚経験が不可能になる。いっぽう、連合領域が損傷を受けると、別の種類の失認が生じる。すなわち対象は見えるがよそよそしく、文字どおり「未知」な状態にとどまる。このような知覚の階層モデルは神経学の考えかたを非常に強く支配し続けた。しかし、感覚情報の逐次処理というこの考えかたは、特殊化した多くの視覚領域に同時に情報が分配されるという並列処理の考えかたにいまでは置きかえられている[30]。

✖ 末梢主義者と中枢主義者

　解剖学者や生理学者や神経学者に支持されたせいで連合主義は、心理学における諸概念の変遷のなかで100年近くにわたり主役を果たし続け、競合する諸理論を守勢にあるいは半ば非合法な抵抗勢力の立場に置いてきた。すでに見た

ように，この理論の起源は古典的な経験論にある。というわけでこの理論では，外界からの情報の流れが行動を組織化し，さまざまな刺激や事象のあいだの連合が精神を作りあげると主張される。この考えかたを，「末梢主義者」と簡略化してよぶことができる。これとは反対の別の理論によると，認識は主体内の自律的な過程からもたらされる。いいかたを変えると，認識はその人の認知的作用に属する表象に基礎づけられると主張される。自然の恵みというべきか経験の果実というべきか，これらの表象は主体とその環境のあいだでの相互干渉を前提とする。これらの相互干渉を基礎とする対話的連環のなかから主体は自らの実体を紡ぎだし，その連環のおかげで認知的な働きが築きあげられ鍛えられる。

　認知的自我を作りあげるために行為がどのような役割を果たすのかが問題になったときに，末梢主義者と中枢主義者のあいだの論争は独特な形態をとった。それは 19 世紀初頭に，まさに筋肉感覚の起源について議論がなされた時のことであった。行為と行動が外から制御されるとする人々と，それらが中枢で制御されるとする人々が対立し，そこにあるひとつの形式がはじめて見いだされた。1826 年にチャールズ・ベルは，われわれの手足の位置の感覚（すなわち筋肉感覚）が「われわれの筋肉の状態についての知識」によるのか，それとも「意志が筋肉に向かって送る努力の程度についての意識」によるのかと自問した[31]。これは生まれたばかりの生理学に向けられたむずかしい問いだったが，行為に関する心理学の理論のすべてにとって重要なものであった。19 世紀初頭の大部分の生理学者によれば神経活動とは，感覚器官に起源をもち中枢に向かって伝播し場合によっては運動を生じさせるという現象であり，感覚は末梢以外からは来ないはずであった。この公準は豊富な動物実験に基礎づけられたので，末梢主義者の理論は強められた。さらにチャールズ・ベル自身も「大脳と筋肉のあいだに神経ループがあり，ある神経は大脳の作用を筋肉に伝え，別の神経は筋肉の状態の感覚を大脳に伝える。このループが運動神経の切断でさえぎられると，運動が消失する。他方の神経が切断されてループがさえぎられると，筋肉の状態の感覚がなくなる[32]」と述べて，この理論を採用した。筋肉に起源をもつ感覚神経の真の機能的役割は，さらに 80 年後にシェリントンが神経筋紡錘を発見した後になってようやく知られるようになる。この自己受

容感覚は，筋肉感覚と手足の位置感覚の起源についての主要な説明となり，さらに神経インパルスが中枢方向に伝播するという生理学上のドグマを強めただけでなく，認知が感覚的経験にもとづくのだという哲学上のドグマをも強めた。末梢主義者の理論のこれらの展開と帰結については，次章であつかう。

　中枢主義者の歩みの方は，さらに複雑である。末梢からでなく内から発する感覚がたしかに存在するのだと主張するための生理学的および解剖学的な論拠が欠けていたことが，長いあいだ越えがたい障害になっていた。さらに，中枢主義者の説は生得観念の説としばしば混同されたし，また末梢主義者の説ほどには哲学的な練りあげの恩恵をまだ受けていなかった。実際に中枢主義者の説が自律的に練りあげられるためには，生得観念と感覚主義の双方が批判される必要があった。いいかたを変えるなら，末梢主義者の説はこれら2つの相矛盾する教義の一方を押さえつつ他方に寄り添うという形で，両者にもたれかかっていたといえる。

　ロックの経験論を批判したメーヌ・ド・ビランは1805年ごろ，「意志の行使に伴う内的感知」と「物的対象の作用に依存する，外的あるいは内的な感覚性のまったく受動的な変容」とを根源的に区別するよう提案した。この区別は彼にとって存在論的価値をもつようになることが知られている。受動的な印象で引きおこされる自己の変容は，「私に私なしに行使され」，それに対して「私はいかなる影響も及ぼしえない」。反対に，私自身の運動によって印象が生じるとき，「私の変容を作りだしたのはまさに私であり，その変容を私は開始させたり延期させたりすべての様式に変化させることができる…[33]」。いいかえれば，「私が動くのを，私が振る舞うのを，私が考えるのを，私は感じる…私が感じるのを私は感じる(Je sens que je sens.)」というような表現のなかで並び置かれた2つの「私は感じる」は，同じ意味をもたない。1番目は快や痛みや動きという単なる変容を表わすが，2番目は私を私の変容からいわば分離させ，私自身がその変容の外に存在すると認識させる作用を示す。もしこの変容だけなら，私はそれとまったく同一である。すなわちその項目の働きのただ中で私は感じるであろうが，判断の現われである2番目の「私は感じる」を基礎づけるものは何もないだろう[34]。ロックは反省を直接的な印象と混同はしなかった。つまり，それ自体として存在する独特な実体を魂にあてがった。その実体

とは内奥感とは別のものであり、また意識の外にあった。そこでロックは、われわれの観念の内的二重性を分析しようにもできなくなってしまった。反省だけから、まさに精神の働きに由来する感覚が生まれる可能性があるのだが[35]。

　主体としての私に根拠をあたえる「内奥感」は、メーヌ・ド・ビランにとって因果性の感知のなかに探しもとめられるべきものであった。形而上学の手法は、じっさいには神秘的な原因を提案できるだけである。心理学では機能という概念は恣意的な概念で、したがって誤った説明である。生理学では神秘的な原因は生気論の形をとり、外部の作用に依存するのでなければ秘められた高位の権限に依存する[36]。メーヌ・ド・ビランにとってこの因果性の感知の研究は、二重にむずかしかった。一方で、「はじまるもののすべてに原因がある」という主張は、物理学者がそうするように、あるいは心理現象の原因を外にもとめる感覚論者がそうするように、出来事の継続を観察することに帰着してしまう。そこからたどり着く先は、「すべての現象の前には他の現象がある」というような格言であったり、さらには「すべての結果には原因がある」という格言であり、それらは互いにつながって無限後退してしまう。もしそうならば、もはや原因はなくなり、ヒュームがいうように出来事のあいだにいくつかの連合あるいは関係を見いだす習慣があるだけになる。私が結果であったとしても、私は原因ではありえないであろう。他方で、私の原因を見つけようとすることは、デカルトやライプニッツの生得観念すなわち魂に帰着してしまう危険に身をさらすことである。メーヌ・ド・ビランが原因の感知を通して探したものは、いわゆる「感知」すなわち内奥感という原初的事実であり、それはすべての科学の端緒でもあった。「われわれが原因であるとそもそも知りえないのなら（…）、いいかたを変えれば、私がそれ自体で原因でないのなら、あるいは知覚される私の存在と根本的な因果性とが同じでなかったら、どうして原因があると知れるだろう？[37]」。

　そこでメーヌ・ド・ビランは、われわれが運動を知覚するときに努力の程度の意識が主要な役割を果たすと考えた。彼によると、われわれの運動に関してわれわれが抱く感知には、分離不可能な2つの要素がある。ひとつは「運動を作りだす原因あるいは能力についての内奥的な感知で、それは私自身であり私の努力と同一である」。もうひとつは「筋肉器官の収縮に対応する特殊な感覚」

である。筋肉感覚のうちでそれを作りだす意志的努力を伴わないものは、「純粋に器官的な感情にすぎないか、あるいは身体内で行われ意志の枠外にあり生命に不可欠な運動のように（…）漠然として気づかれないままで、心臓の鼓動がそうであるようにまったく受動的な印象であろう…」。運動から生じるこの筋肉感覚の性質について、メーヌ・ド・ビランは間違いを犯さなかった。彼がそれについてなした記述には生理学的な正確さが備わっていた。「運動神経の直接的な影響と魂の間接的な影響を受けて筋肉で収縮が生じる。筋肉器官は反応して収縮し、はじめの作用による展開とは逆の経過をたどりながらこの反応の結果が魂に伝えられる。すなわち、収縮した筋肉から神経へ、神経から中枢器官へ、そこから魂へ伝えられる。魂は、先行する作用の結果としてあるいは魂が原因となって生じた結果として、収縮と運動を知覚する、あるいは感じとる[38]」。意志的運動の遂行によって生じる感知にこれらの原因と結果が影響を及ぼすが、そのような訳でこれら２つは別物である。

　結局この内省からメーヌ・ド・ビランは、末梢と中枢の寄与を区別することを可能にする論拠や、筋肉における運動性と感覚性の二重支配についてチャールズ・ベルが20年後に抱くことになるジレンマを解けるようにする論拠を与えられた。しかしビランは生理学的説明を心理学的説明からあくまで区別しようとした。内部感覚の外にある生理的指標のどれによっても表わせない私の積極的寄与を、努力の感覚は前提とする。電気刺激は器官中枢を活性化でき、この物理的原因は「大脳インパルスを決定づけ、この運動神経がつながる筋肉に収縮と全体的な興奮を生じさせる結果となり、個体はそれらを運動として感じる。しかし意志の結果としてではなく、『私』ではない外来の作用の結果として感じる[39]」。

　メーヌ・ド・ビランによるこの「内奥感」の分析は、中枢主義者の説を真に哲学的に基礎づけるものであったが、その時代の思想的進展にはわずかな衝撃しか与えなかった[40]。内部に由来する感覚という考えかたは、じつは生理学の分野で独立に現われた。すなわち1850年ごろのドイツに、その初期の痕跡を見つけることができる。J. ミュラーとその学派は、神経系が筋肉に向かって放出した神経インパルスによって感覚が生じることがありうると認めた。J. ミュラーは、感覚神経ではなく運動神経で伝えられる「神経支配の感覚」を問題

にしたのである。ベインはまさにこの着想を心理学の人々のあいだに広めた。すでに見たようにベインはこの学派を頻繁に訪れ，連合の理論にとって神経支配感覚が重要だと認識した。彼は正統的な感覚主義との違いを強調し，「筋肉運動に伴う感覚は神経エネルギーの流出に対応するものであって，純粋な感覚の場合のように求心神経つまり感覚神経による流入の作用の結果ではない」と考えた[41]。

　しかしこの現象を生理学的に示して見せるのはむずかしかった。もっともたしかな論拠は，眼球運動の観察からもたらされた。プルキニェが言及したように，われわれが意志的に眼球を動かすとき，外界の物体はわれわれの網膜上を動くにもかかわらず，われわれを取りまく世界をわれわれは安定したものとして知覚する。反対に眼を受動的に動かす（眼球を軽く押すことによりもたらされる）と，環境が動いたという印象が生じる。神経系がこれら2つの状況をいかに区別するのかを説明するために，プルキニェは意志的運動に伴う「意図」あるいは「努力」をもちだした[42]。これらの観察は，J. ミュラーの弟子のH. フォン・ヘルムホルツにより繰りかえされ補完された。すなわち彼は，意志的努力に運動が伴わないという第3の状況を検討した（たとえば眼球の外側につく筋肉のひとつがマヒすると，このような状況が生じる）。この場合には，フォン・グラフェが臨床的に観察したように，眼を動かそうとした（実際は動かないが）方向に環境世界の諸対象が動くように見える。そこでヘルムホルツは「視軸の方向についてのわれわれの判断は，眼を向けるために使われる意志の努力の結果にほかならない」という結論を導いた[43]。

　マヒによって運動はなくなるが運動を成しとげようとする意志は残されるというこの状況は，末梢からの感覚がまったく混じらないで努力の感覚だけが存在するというビランが理想とした状況である。意志的運動から生じる複雑な経験は，「努力の感覚」とこの努力から生じた「結果の感覚」の和である。筋肉の能動的収縮に伴う「運動の感知」とこの収縮から生じる「感覚」が内省によって区別される[44]。マヒの自己観察が文献のなかで多数報告されている。物理学者のE. マッハは，鉄道旅行中に大脳血管に関わる事故に遭遇して半身マヒになった。彼はその経過における自分の印象を記述した。彼はまず，マヒした側を動かそうとする意志の努力ははっきりと知覚されるが，真の努力の感覚

がともなわないと書く。その次は反対で、マヒが消えはじめたときに、動かそうとするたびに手足に巨大な重りを詰めこんだような感覚がともなった。つまり努力の感覚は、運動に対抗する抵抗として知覚された[45]。運動の過程での求心性と遠心性の感覚の区別に関する他の例として、手足のひとつでマヒはないものの完全に知覚消失した患者で自己観察がなされた。その多くの例を観察したデュシェンヌ・デュ・ブローニュによると、このような患者では「筋肉の意識」は保たれるが、「筋肉の感覚」つまり運動自体から生じる感覚は失われた。これはまさに、「筋肉の意識」が筋肉の感覚とは独立に存在できることの証明である[46]。最後に、手足の切断手術を受けたある人々で幻肢が動くという印象が強く感じとられるが、これも同じことを意味している。ジャクソンの説明によると、「手足のひとつを動かそうとする意志には、ある精神状態が伴う。その状態の経過によって、意識のなかでの運動の量や力や手足の位置変化の概念が表現される[47]」。

神経支配の感覚についての理論は、20世紀前半にずっと長く途切れてしまう。W. ジェームズが反論を展開したのは、このように情熱が冷めてしまっていたことと無関係ではない。ジェームズの考えによると、神経支配の感覚は不必要なメカニズムであり、マヒの過程で生じる努力の感覚はそれなしでも容易に理解される。つまり彼によると、マヒした手足のひとつを動かそうとする患者が強く感じとる努力の感覚とは、マヒに打ち勝つために生じる努力のあいだにマヒしていない他の筋肉が収縮することで容易に説明できるだろう。この収縮は、求心経路（感覚にとって「普通の」経路；訳注：末梢から中枢へ向かう経路）を伝わる情報によって、その患者に努力の観念を与えるのだ。たとえば眼球のマヒの場合に患者が強く感じる効果を生じさせるのは、もう一方の眼（正常な眼）の動きである。ジェームズは中枢主義者の理論を支持する人々に対して、神経支配の感覚で説明しようとして末梢由来のメカニズムを拒絶する前に求心データを完全に調べるよう促しつつ、この考察を締めくくった。しかし彼は、いま問題にされている感覚が場合によっては、運動自体に直接にもとづく感覚ではなく、むしろ多少とも間接的な記憶された感覚の反映かもしれないと認めた。という訳で彼の批判は、この運動イメージが存在するかどうかということよりもむしろ、運動感覚は何によって成立するのかというものだった[48]。

中枢主義者の説が，神経支配の感覚という概念と矛盾しない神経生理学的理論の形式でふたたび文献上にようやく現われるのは，ずっと後の1950年代初期であった。すなわち R. スペリーはいくつかの動物（魚類と両生類）で，眼を眼窩内で回転させその新しい位置で固定することにより視覚を逆転させた。その動物を視覚環境に置くと，動物が強制的に回転させられるという行動がただちに引きおこされるのが観察された。スペリーは，動物の動きが引きおこした網膜上の変化と視覚環境を安定に保つための補償機構とのあいだで「不調和」があるゆえに，この行動が引きおこされたのだろうと解釈した[49]。この補償機構には，動物が引きおこすそれぞれの運動に添加される形で，中枢に発生して視覚中枢に向かう放電が含まれる。この「添加放電（訳注：運動中枢から筋肉に向かう運動司令信号が脳内で一部分岐して感覚中枢に流入したもの）」のおかげで視覚系は，動物の動きで引きおこされる網膜上の物体の動きと，外界の動きとを区別できるようになる。視覚的変化がその動物の動きの結果であるときには，相応の大きさと方向をもつ添加放電によってその視覚的変化は「相殺」される。反対に，（視覚を逆転させた後では明らかにそうであったように）もし添加放電が視覚的変化に正確に対応しないならば，これらの変化は不完全にしか相殺されないので，運動系はその変化の原因が外界にあると解釈する。そこでその動物は，その見かけ上の視覚的動きの方向に動くようになるのだろう。フォン・ホルストとミッテルシュタットは，同時期に昆虫で行った似かよった観察から，独立に同じ結論に達した。彼らの仮説は，運動中枢が効果器に司令を送るたびに，運動中枢は同時に視覚中枢に向けてその「コピー」（遠心性信号のコピー）を送るというものであった。視覚中枢が受け取る情報は符号（網膜由来の情報には＋の符号を，遠心性信号のコピーには－の符号）をつけられているので，それらの情報が同じで反対の符号のときにはそれらの情報は相殺され，その場合には視覚系はいかなる情報も処理しない，と彼らは考えた。反対にもし引き算して余りが残れば，その余りは動物の行動として現れる[50]。
　スペリとフォン・ホルストは，自発的運動と関連しまた外から来る刺激には依存しない特殊な神経活動を明らかにしたのである。これは中枢主義者の説にとって重要な一段階であった。それによって，その性質があまりにも主観的なことに関係してしまうというさまざまな障害が取り除かれ，随意運動の研究さ

らには随意運動を生じさせる精神状態の研究が，生理学的な枠組みにきっちりと収められるようになった。これこそが，末梢主義者の説に代わる確かなものが築きあげられるための条件であった。

　連合主義は単なる哲学的格言のレベルを越える必要にせまられたとき，思考を築くために連合されるべき諸感覚や諸要素がどこに由来するのかという点でつまずいた。次章で示すように純粋な感覚主義は前途がまだ洋々としているが，ほんとうにそれだけで精神活動を説明できるのだろうか？　そしてその場合に，結局は生得観念による決定論と同じぐらいに強制的な外部世界による決定論から，どのようにして逃げることができるのだろうか？　内部感覚，筋肉感覚，あるいは神経支配の感覚といった概念，一言でいえば内奥感の概念を苦労して練りあげたのは，このように主体を環境の影響だけに委ねざるをえなくなることへの懸念の現れである。

　連合主義の2つのタイプである末梢主義と中枢主義はしばらく並置され，そこから神経科医たちは外部と内部の感覚の連合や大脳局在を同時に考慮する均衡のとれた統合を導いた。ところが次章で展開される反射の理論とは，適応のイデオロギーを過激にしたものであり，さらに精神活動を行動による表現に帰着させるとともに，その行動を外部世界に依存させてしまうのである。

4 ▶ 反射経路

　もし感覚器官からはじまり神経系を伝播する印象によってすべての感覚が生じるのだという主張がなされるのなら，すべての運動もまたこれら感覚刺激への反応だということになるだろう。この前提をもとにして，感覚から運動へという「最短航路」が徐々に築かれてきた。神経の働きについてのこの正統的な考えかたは，他の形式をほとんど押しのけてしまった。たとえばすでに見てきたように，中枢主義者の理論は中枢に由来する感覚の存在とその生理学的な役割を人々に分からせるためには，さまざまな困難を乗りこえなければならなかった。外界からくる刺激によらない自発的な運動や行為を位置づける必要にせまられたとき，困難はさらに大きくなった。

　感覚主義者の理論が発展したことと対応して，神経系の初期の実験家たちは18世紀中頃に反射を発見する。ロバート・ホイットは，いくつかの組織（訳注：筋肉，瞳孔など）は適刺激を与えられたときに「被刺激性」（訳注：刺激に反応するという性質）をもつことを観察した。つまり被刺激性とは，生命体の部分がもつ自律的な働きを示すものであった。ホイットが認めたように，反応を引きおこす刺激とその反応とが別々の場所で生じる場合があると少しでも人々に認められさえすれば，刺激と反応が空間的に異なるがそれらが同時に伝導体で結ばれることを含意する反射の概念に非常に近づいたことになる。上位の脳を切り離して脊髄だけにされたカエルで，さらにその脊髄を破壊すると，カエルは痛み刺激から足を引きこまなくなる。そこでホイットは，この伝導体の役割を脊髄に割りあてた[1]。しばしば小動物標本で研究されるこの現象は，

見かけは比較的単純だが，後で見るように神経系の構造について，さらには環境への個体の適応，種の進化あるいは生物の階層構造についても，たえず基本的な問題を提起してきた．だから，生理学者と哲学者がこの現象を見て，行動を決定する理論や精神の機械論はこれで説明されると信じたのは驚くべきことではなかった．大脳と精神現象のあいだに築かれた認識論という城壁が，大脳局在論という攻撃に対してあれほど長いあいだ抵抗してきたのに，精神の働きとそれを実体化する神経系をこれほど完全に同一視することをどうして妨げられなかったのかと問うても当然である．この章では，この問いにいくばくかの答えを与えようと試みる．

マーシャル・ハルが反射弓をはじめて記述したが，それ以来反射の概念はたしかに大きな変遷を被ってきた．ハルの当時には，感覚入力を運動出力に結びつける結合として，厳密に決められ一定の反応を生じさせる固定したメカニズムが問題になっていた．この考えかたは，鏡での光束の反射や，感覚神経と運動神経の「交感」という基本的概念を引きついだものである[2]．しかし，反射がある意味で知的なメカニズムだと発見されたとき，この考えかたは根本的に修正された．すなわちプリューガーは，断頭されたカエルで一方の前肢に痛み刺激（皮膚に酸を一滴落とすことによる）を与えて生じる運動が，「意図的な」性質を示すことを確認したのである．すなわちその動物は自分の四肢を屈曲させながら，最後にはたしかに後肢で刺激された部位をかいた．ついでその後肢を切断すると，その動物は残っているもう一方の後肢を使って同じ目的を達した．プリューガーにとってこれは，脊髄に「意識」があって的確な目的に適合した運動を脊髄が実現できることを示すものだった[3]．ゴルツによる「大脳のない」イヌの実験も，同様の結果をもたらした．すなわちさまざまな刺激に対するその動物の反応は，脊髄中枢だけに支配されると考えらるが，それらの反応は刺激にみごとに適合しているように見えた．たとえばその動物は痛みに対して唸る反応をした．また口のなかに食べ物を入れるとそれを飲み込んだが，キニーネで食物を苦くすると飲みこまなかった．別の実験によると脊髄はそれだけで，大脳の助けなしに，感覚を使って正確な運動を生じさせることができた．すなわち脊髄動物において刺激で引きおこされる運動は協調が良くとれていた．この反対に（脊髄後根の切断により）筋肉あるいは皮膚に由来する情報

を脊髄に伝える求心路を断たれて，しかしその他は無傷な動物は，「運動失調」になった。これこそ，反射が解剖的あるいは機能的なひとつの構造それだけに依存するのではなく，感覚で伝えられる情報を使って組織化されるはずだということを証明するものだった。プリューガーも他の著者たちも，反射がたんに機械的な作用だとは考えなかった。すべての行為が反射弓にもとづくとは考えるが，それらの行為を生じさせる神経構造つまり脊髄も大脳も「精神的」な能力を等しく備えるのだと考えられた[4]。

　この点に関してプリューガーの学派は，別の生理学者 R. H. ロッツェの学派と有名な論争において対立した[5]。ずっと後になってパヴロフとともに現れる「条件反射」の概念を先取りする形で，ロッツェは反射とは前もって決められた解剖的な構造の組み立てによってではなくむしろ経験の結果として確立されると考えた。「刺激の純粋に物理的な印象とその刺激と結合されていない運動とが，魂の活力が作用する状況下で，構造から機能へという単純な関係にしたがって連合されるようになったときに，そしてこの連合がしっかりと固定されたときに，このメカニズムは知能に依存することなく活動し続けることができる[6]」。意識は大脳に属する。断頭動物の反射がたとえその生命体に有用なように見えても，それは無意識に引きおこされる。(プリューガーが主張するように) これらの反射がたとえ知的なように見えても，それは経験によって神経系に残された痕跡が持続するからである。もともとの状況の刺激と似た刺激が示される状況では，適応した運動が実現される。その反対に新しい刺激は，その動物に正しい反応を決して生じさせることができない。生命体が新たな環境に適応する必要にせまられ，意図的で意識的な行為が必要になったとき，脊髄反射のメカニズムは作用せず，そのときには大脳が関与しなければならない。

　というわけでプリューガーとロッツェの論争は，反射には大脳の命令を遂行する役割しかないのか，それとも反射にはすでに自律的な機能があってそれだけで生命体が環境に適応するのに寄与できるのかという問題をめぐって行われた。40年後にシェリントンは，科学的にあきらかに別の文脈でこの議論を再びとりあげ，反射活動がどこまで大脳活動の全体に依存するのかを示すことになる。彼にとって単なる脊髄反射は，「生理学的に抽象化された産物」にすぎなかった。どれだけ意識的で随意的かという性質にもとづいて運動を区別する

86   4. 反射経路

ことは，彼にとってあまり興味深いことではないと思われた。というのも，反射はしばしば随意的な支配を受けるし，いっぽう「随意的」運動が意識なしに

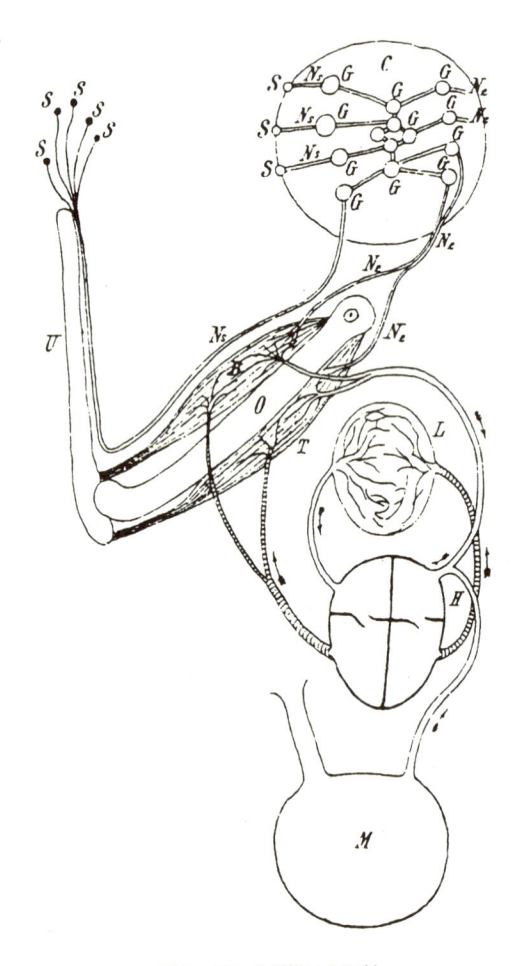

図9. リンクが描いた反射
　感覚器官（S）から起動される肘の反射運動について，リンクはこの図でそのメカニズムを描いている。感覚神経（Ns）は大脳の神経節細胞（G）に働きかけ，神経節細胞はその反応として運動司令を筋肉（二頭筋（B）と三頭筋（T））に送る。心臓（H），肺（L），胃（M）から構成される「発動機」がこれらの機構にエネルギーを供給する。大脳の働きについてここに示されたような表現法は，現在の「コネクショニスト」モデルのものと非常に似通っている。（Lincke, 1879年）

遂行されたり，単純な運動なら練習によって自動的な行為に変化することもありうるからである。

シェリントンは，意識をともなわないにもかかわらず反射が目的に完全に適応していることを認めるとともに，「機能」という概念の実体を明らかにした。すなわち反射は，神経系のあるレベルの作用を証明する多少とも「知的」な「局所的」地位を失って，全体の働きに寄与する機能的統合の一単位となった。実際に彼自身が多くの実験で示したように，神経に沿って興奮がたんに伝わるだけでは，反射運動の特色は十分に説明されない。すなわち，単なる伝導が必要とするよりも潜時が長い；刺激が終わっても反応がいつもすぐに終わるわけではない（後放電）；刺激頻度と反応頻度は完全に対応しない；刺激が増大しても反応は一律に増大しない；一発の刺激が反射を引きおこさなくても，連続した刺激により反射が促進される（時間的加重）；反射は疲れやすく，反射を引き起こすための閾値(いき)は一定でなく，反射の後には不応期が続き，反射はショックや麻酔現象に影響される，など。これらの性質は，反射がシステムの他の部分から独立なメカニズムではないことをよく示している。いいかえれば，このような可変性は，反射の上位にあるが反射が当然それにかかわるべき複雑な調整の要求に，反射が答える能力をもつことを示している[7]。

✂ 調整の要因としての反射

プリューガーからシェリントンにいたる反射概念の変遷は，19世紀のあいだずっと続いた。ジョルジ・カンギレムが言及したように，「反射は，特定の器官が示す刺激への反作用だというよりも，すでに協調された運動であり，生命体のある領域の興奮に依存するが興奮の結果はその生命体の全体的な状態で決められるように見える。反射運動がもっとも単純でもっとも要素的なように見えたとしても，それは行動の一形式であり，生命全体と環境との関係の変化に対する生命全体の反作用である」。反射はそれ単独では作用せず，反射は調整のひとつの要因である[8]。

実際に反射の概念の後には，歴史的にも科学的にも連続して調整の概念が続いた。つまり，反射の概念が得られるとすぐに，調整の概念を形作ることが可

能になった。これら2つの処理メカニズムでは，環境世界の変化への反作用という唯一の原理が重要である。しかし調整の概念は，生命体全体の次元にまで広がるより大きな機能的集合に反射の概念を繰り込むことによって，反射の概念を完全なものにしている。刺激への反応という単純な概念は越えられ，外乱の修正というさらに複雑な概念が練りあげられ，反射はその要因のひとつとなる[9]。プリューガーは1877年の教科書のなかで，機能と関連するこの生理学特性を初期の人々の一員として形式化し，さらに自ら「目的論的な原因の法則」と呼ぶものを表明した。すなわち「生命体のすべての要求の原因は，同時にこの要求を成就させるものの原因でもある」。彼は光による瞳孔径の制御を説明しようとするときに，組織の興奮性が単に働くからこの制御がなされるのだろうという着想を，つぎのように退けた。「これはあらかじめ定められた調和を前提とし，本性のままでは不可能である…」。瞳孔反射の機能とは，たしかに「知覚を最適化するような視神経の適度な刺激」を実現することである。そこで視神経の興奮自体が，瞳孔の大きさを調整する。ところでもし視神経が盲ならば，太陽のもっとも強い光でも瞳孔に反応を生じさせないままであるが，一方正常な条件下ではすべての興奮にただちに続いて瞳孔が適切に収縮することが観察される[10]」。これに引き続き多くの生理学的な例において，反射と調整のあいだのこのような連続性が示される。たとえばマグヌスが1920年代に研究した姿勢の平衡維持の例では，平衡を乱すと非常に短い潜時で，姿勢を修正し転倒を避けようとする「立ち直り」の筋肉反応が引きおこされる。この素早く不随意で比較的紋切り型の反応には，その原因を含めて反射の概念に属するすべての性質がよく表われている。しかし同時に，以前の状態を復元しようとする修正も重要である。すなわちこの修正の遂行を方向づけるべき基準や，修正のために反射を統括するいわば姿勢の内的な図式が存在するはずである。反射はこのような機能的文脈に統合され，直立姿勢という機能を一定に保つためのひとつのメカニズムとなっている[11]。

　機能というものが調整メカニズムの決定的な原因として引きあいに出されたのは，たしかに生理学に固有ではない特別な歴史的文脈すなわち機械化の誕生という文脈においてであった。18世紀末には，ますます複雑になる機械の働きを調整できるような機構が必要だとたしかに感じられていた。風車小屋の羽

根の回転を制御するための速度調節器が1780年以降に発明され,すぐあとにそれは蒸気機関に合うように変えられた。マクスウェルは1868年にこの調節器について行った有名な記述において,調節器の働きのなかで重要な基準値という側面を明確にする。すなわち制御対象の機械,偏位を検出する調節器,この偏位を修正する装置（ブレーキ，バネ）からなる全体が，その基準値に向けていわば「統御」されるのである[12]。達成すべき目標あるいは保存すべき目標としての基準値という概念を取り入れたときこのモデルは，調整にはまだ明確に結びつかなかったがやがて生物学者にも関心をもたれて，目的論的な次元をもつようになる。このモデルで一定に保たれる働きは，機能の維持を予見させるものであった。この点でこのモデルは，ライプニッツによる自動機械のモデルとは決定的に異なっていた。ライプニッツの自動機械では，あらかじめ調整済みの時計メカニズムで決められた運動が盲目的にくりひろげられるだけで，外界の影響を補償する余地はなかった。

　生命体の機能が環境に適応するとともに一定に保たれるという考えは，生理学ではすでに普通に認められていた（ハーヴェイの「心臓の法則」までさかのぼることができる）が，生命体の恒常性維持という明確な概念は，何度も示されてきたように，1850年代のクロード・ベルナールの実験にさかのぼる[13]。この頃に彼が得た着想によると，進化した生命体は外界に間接的にしか依存せず，自分の組織を働かすために必要な物質を（「内分泌」によって）それ自身で作りだしその物質の濃度を一定に保つ。「動物にはまさに2つの環境がある。生命体をその中に置く外環境と，組織の各要素をその中に置く内環境である。私がはじめてこの着想を主張したと思う」と彼は後に振り返った[14]。ところで，外環境の変化と無関係に内環境が一定に保たれるのでなければ，内環境を作りあげるだけの生物的価値がまったく失われる。それほどたしかに「内環境を一定に保つことが，生命を自由で独立なものにするための条件である[15]」。この一定性は「外界の変化に対しそのつど補償がなされて平衡に戻されるように生命体が完成されていることによる。というわけで，進化した動物は（生命体として）外界に無関心などころか，その反対に外界と密接で巧みな関係にある。あたかも最も感度の高い天秤によるかのような絶えざる微妙な補償によって，生命体の平衡が保たれる[16]」。「生命体はひとつの平衡である。平衡にあ

る変化が生じると、直ちに他のものが作用して平衡が元に戻される[17]」。身体温度や呼吸や血糖値の調整といった多くの例が示すところによると、「生命のすべてのメカニズムがいかに多様であろうとも、それらには常にひとつの目的しかない。すなわち内環境における生命の諸条件をひとつに保つという目的である[18]」。内環境の一定性は予定調和や何かの生命原理のせいではなく、まさに調整メカニズムの結果である。循環的な因果関係にしたがい要求が原因となって動作する自律的過程から、内環境の一定性は生じる。「生命が一定に保たれるとき、生物は自由なように見える。さまざまな生命現象が生みだされ導かれるのは、外部の物理化学的条件から解き放たれた内在的な生命原理によるかのように見える。しかし、このように見えるのは錯覚である。それとはまったく逆に、生命を一定で自由にするメカニズムがあるからこそ、これらの密接な関係が明確に現れる（…）。したがって、物理的諸条件の影響と対抗する自由な生命原理を、われわれは生物に認めるわけにはいかないだろう。示されているのは逆の事実である。生気論者による対抗的な諸概念はすべてくつがえされる[19]」。

　この調整を説明するメカニズムとしてクロード・ベルナールが考えたものは、本質的に神経メカニズムであった。神経は平衡からの変化に応じて血管を拡張させたり収縮させることにより、あるいは組織による栄養物の吸収や腎臓による排泄を助長することにより、局所的循環に働きかける。このようにして生命体内の相対的水分量が一定に保たれる。「すでに述べたように、得るものと失うものを平衡させる歯車装置となっているのは、神経系である。渇きの感覚はこの系に依存しているので、身体内の液体の割合が減るたびにそれが感じとられる（…）。そこで動物は、失った分を飲みものの摂取で取りもどそうとする。しかし血液中の水分量がある程度以上に増えないように、この摂取自体も調整されている。すなわち余剰分は、一種のオーバーフロー装置のようなしかたで、排尿などにより除かれる[20]」。

　ジョルジ・カンギレムが的確に述べたように、ベルナールによる調整の概念の基礎にあるものは、生命に必要な諸条件を内的に安定させることである。調整は偏位を補償するメカニズムからなり、その補償のおかげで生命体は環境の不測の事態に立ち向かうことができる。反射自体もこの調整の概念にふくまれ

る[21]。「各々の撹乱作用がそれ自体で補償装置を働かせることにより損失が中性化され補償される，というように生命体は仕組まれている。生物の階梯を昇るにつれてこの調整装置は，数が増えてより完全でより複雑なものになり，そのようにして外環境の有害な作用や突然の変化から生命体は完全に解放されるようになる[22]」。

　ほぼ 40 年の空白を経て 1930 年以降に，内環境という概念の重要性がとくにキャノンの著作によって再確認される[23]。キャノンが論証したことの基本は，生命体は開放されており不安定でたえず破壊され作りなおされるが，この不安定性にもかかわらず生命体はそれ自体で一定に保たれるというものだった。「一定に保つためのメカニズムが作用しているか，あるいはすぐに作用できるようになっている」ことが，この一定性から証明される。じっさい「ほんのわずかな変化の傾向も，この変化に対抗するひとつあるいは複数の要素の効率を上げることで自動的に阻止されるので，状態が保たれる」。キャノンはこの機能を示す言葉として「恒常性」を提案する。この言葉は，調整と一定性という概念だけでなくそれを目指して動作するメカニズムをも包含するので，正確さと一般性をともに備えた驚くべき言葉である。キャノンは，生理学において恒常性と内環境の一定性が同等であると明確に主張した。一定に保たれるのは，すべての細胞を浸す細胞間液の組成である。「細胞間液は共通的な中間媒体であり，さまざまな部分で安定を促すための基本的条件を与える（…）。このようなことが可能なのは，見張り番のように働く高感度で自動性の指標があるからである[24]」。「細胞間液の一定性が保たれないならば生じるはずのあまり好ましくない状況に対抗する文字どおりの防衛として，この一定性を考えることができるであろう」。妨害のはじめの兆候が現れると，すぐに修正の処置がなされる。「ある性質の恒常性を定める調整システムにおいては，いくつかの因子が同時にあるいは引きつづいて作動して協調することが必要である（…）。ある因子が恒常性を壊してある方向に向かわせることが知られたとき，その因子を制御しようとするか，あるいは反対の効果をもつひとつあるいは複数の別の因子を探すのが合理的であろう[25]」。

　キャノンにおいて恒常性は，一般的な適応の原理になった。それは生命機能の調整に作用するだけでなく，生命体の構造をも方向づける。実際生命体の働

きにはかなりの許容範囲があり，たとえば血圧は3分の1だけ下がっても不都合を生じないし，多くの器官は2つからなる。このような体制は，生存を確実にするためと考えられる。「生命体の構造自体は，経済的な原理にしたがって構成されたのではない。その反対に組織やメカニズムが冗長だということは，動物の構造が目指す目標が安全性であることを明らかに示している[26]」。恒常性の概念を，より複雑で社会的な調整にも一般化してみることができる。つまり，生理学的な身体と政治的な共同体のあいだで類推を可能にするような「安定の一般原理」を考えられないだろうか？　たしかに政治的共同体においても，社会の安定を決定づける諸要素（栄養物，給料，社会保障）が一定になるよう保証する安定化装置がある。たとえば（不足，生産過剰などの）混乱の補償が「権力」にゆだねられ，社会の混乱が予測されるときに権力は生産を制限したり備蓄を作ったり貯蓄を要求したり新しい形の雇用を軌道に乗せたりする。このようなシステムはというと，「保守主義への傾向が左翼分子の反乱をあおりたて，そのつぎに保守主義が戻ってくる」などのようにして政治的安定がもたらされる[27]。

　カンギレムの指摘によれば，「生物に固有なのは，自分の環境を自分で作ること，自分の環境を自分で構成することである。たしかに，生物は環境と相互作用するといえるだろう…。しかし物理型の関係と生物型の関係の違いを無視しつつ相互作用についていうのでは不十分である[28]」。「生命体は外界から自分を守ったり自分の恒常性を保つために外界と相互作用しなければいけないだけでなく，外界を作りあげそれを支配しなければいけないと考えるなら，それは，正統的な生理学からの概念上の急転回を意味する。1930年代にドイツ学派の初期の動物行動学者たちは，生命体とその環境は秩序あるまとまりを形成していてそれぞれの動物は自分が行動すべき固有の環境を自分で作るという事実に注意を向けた[29]。「もっとも単純なものからもっとも複雑なものまで観察対象となるすべての動物は，それ自身の環境に同じく完全に適応している。単純な動物には単純な環境が対応し，複雑な動物には豊かに分節された環境が対応する[30]」。動物は最適な環境を選択し，「意味ある世界」に住む。

　実際，生命体が自分の「独自性」を維持し発揮できるのは，環境へ密接に適応しているからである。外からやってきた興奮が生命体に生じさせるすべての

変化はある時間の後に補償されるので、生命体の本質に対応しそれに「適応した」「平均的な」興奮状態に生命体が置かれるようになる。「このような状況においてだけ、生命体は自分の本性にふさわしい独自性を維持することができる」。実際にもしこの補償が不可能になると、「外界の同じ事象が生命体にそのたびごとに異なる結果を生じさせ」、外界は一定性を失って変化するという印象を与えるだろう[31]」。そのとき生命体と環境とのかかわりが一定でなくなるだけでなく、生命体自身の一定性も保たれなくなるので、生命体の独自性が脅かされる。いいかたを変えるなら、生命体が補償できる事象つまり「補償の余地がある事象以外は、生命体の環境にはなりえない[32]」。補償の可能性を越える事象あるいはこの「基本的」機能を乱す損傷に対しては、生命体は自分が支配できる状況に自分を保とうとして自分の環境を変化させる。この変化と引きかえに「よりはっきりと分別された状態から、より全体的でよりあいまいな行動へ」という方向で「分解」が生じる[33]。これらの能力を超える事態では、調整メカニズムは崩壊する。これは「破局の反応」である。

　「適合した環境」、「身体にやどる知恵」、さらには工学者から借りてきた「最適」や「基準値」という用語は、自己の全体性や独自性を維持するという生命体の基本的機能を目的論的に考えさせる。しかしゴールドシュタイン自身が言及したように、この議論は循環的である。すなわち「ある環境は、秩序づけられたある生命体のためにこそ天地から生じた。したがって生命体の秩序は別のものによって決められねばならない。だれによってか？　まさに生命体によって[34]」。というわけで、恒常性のモデルを乗りこえ、「内から」調整される生命の自律性を考えるべきである。それぞれの種の特性をたしかに維持させている形態形成や遺伝的プログラミングが、この自律性を成しとげるためのひとつの手段である。「関係性の生命」という別のレベルで個体の独自な表現がなされるためにも、外からの刺激にまったく依存しない内在的メカニズムが必要である。

✕ 反射から客観的心理学へ

　反射の経路はいくつかあるが、それらはすべて生命体を環境に適応させると

いう同じ目標を目指している。すでに見たように生理学において反射は，複雑な生理学的集合さらには生命体全体に統合され，調整のために働くという方向に変転してきた。心理学においては，反射は神経系の「下位」のレベルに限られるものではなくなり，ふつう「精神的」とよばれる機能が練りあげられるさらに高位の段階を説明可能なものになった。それと同時に反射は，精神活動を測定できるようにする客観的な基準としての「行動」という側面をもつようになったのである。生物的な活動と心理的な活動の双方を説明でき測定できるような単位が切実に探しもとめられてきたが，それがついに手中に入ったかのように思われた。この1870年から1950年にかけての変展を，以下にたどりなおしてみよう。

すでに19世紀中頃から，心理学者のあいだで，反射の概念が議論の的になっていた。そのときに問題にされたのは，このメカニズムの拡張に関することだった。つまり，単なる反射とは異なって刺激に不変な仕方で従うというのではないが，反射と同じく無意識になされる「自動的行為」を，いったいどのように位置づけるべきかという問題だった。そのような行為は，たとえば1870年から非常に大衆的な研究対象となっていた催眠の最中に観察される。催眠をかけられた人で見られる自動運動は，意識的な運動司令なしになされる運動で，そこでは観念が不随意かつ無意識に運動に変化したり感覚が無意識な運動反応に変化するという顕著な傾向があった[35]。これらは反射の特性ではないだろうか？ 被験者がある文章を読みながら別の口述筆記をしなければいけないという自動書記の実験において，非常に複雑な行為がしばしば見られる。すなわち被験者は口述された文章を確かに筆記できるのに，彼はそのことを知らずまた自分が書いたどの単語も思いだせない。これが少なくとも説明することは，「知的な」行為がほとんど自動化されうるということである。リシェはこの自動的運動（彼はこれを「内部から起動される」運動だと考えた）を，反射（外部から起動される）と，喋りながら演奏するピアニストの運動のような「機械的」運動（意志により起動され，意志なしに続けられる）の中間に位置づけた[36]。別の人々によると自動的運動とは，もともと随意運動であったものが繰り返しによって徐々に反射になったものであった。さらに別の人々によると，催眠下でなされる運動は自動機械の運動つまり純粋な反射であり，催眠された人は脊

髄だけの動物と同じ状態だとされた⁽³⁷⁾！

　反射の概念についてこれらの非常に広い考えかたと隣り合せに，より限定的な考えかたもあった⁽³⁸⁾。たとえばウィリアム・ジェームズは反射を「すべての行為の原型」だとはしたが，大脳の働きについて単純な神経生理学的説明を超えるところでは反射を重要視しなかった。彼は習慣は反射だと考え，複雑な習慣とは次々に起動される反射の連鎖だと考えた。同様に，自動運動は獲得された反射であり（疑いなくそれは皮質に存在するとされた），本能は生得的な反射だとされた。しかしジェームズによると，反射とは精神的な働きを統一して説明するものではなかった。反対に彼は，心的内容や思考の流れについての彼の考えかた，内観への依存，さらには心霊術への興味のせいで，反射を客観的な心理学とは対照的に位置づけたのである。さてその客観的心理学をこれから話題にしよう。

　実は客観的心理学の野心とは，観察可能なメカニズムの言葉を用いて心理現象を記述することだった。神経系の下位のレベルが普通の反射にもとづいて動作するのと同じく，心理現象の働きもさらに複雑な反射を想定することによって説明できないだろうか？　そのような問いを提起したのが，セチェノフだった。彼によれば，人間のすべての活動を引きおこす最初の原因は「人間の外」にあった。それゆえに必然的にすべての行為は，感覚刺激からはじまり筋肉運動で終わる反射から構成される⁽³⁹⁾。反射を生みだすべき外部の原因は場合によっては知覚されないかもしれないが，客観性という規律に従う心理学者はそれこそを探しはじめるべきである。同じように，反応が存在しないかもしれない，つまりセチェノフ自身が導入した新しい用語によると反応が「抑制されている」かもしれない。このような（刺激が不明で，反応が抑えられている）場合には，大脳の反射はもっぱら内的な事象に帰着される。この生理学者の信念だけが，すべての範疇の行動にあるのは反射メカニズムだけだと保証した。

　主観的世界を純粋に生理学的な観点から構想するこのような手法は，パヴロフに深い影響を与えた。パヴロフはまた，セチェノフの研究に恩義を受けたことを喜んで認めた。外界の変化による生命体の反応だけが重要なのだから，「自然科学者」の仕事は両者の正確な関係を確かめることである⁽⁴⁰⁾。この原理を高等動物の高次機能の研究に応用するのに際して，パヴロフは「生理学的に

重要でない事実」と自らよぶ唾液分泌を使った。数年前に彼は、その分泌が精神的に作用することを偶然に発見していた[41]。口に食物を入れると生じる分泌すなわち単純な唾液反射の説明は簡単である。すなわち、食物が口の粘膜を興奮させることによって、分泌が引きおこされる。しかし精神的な興奮で生じる分泌は、やはり反射がかかわるとはいえ、さらに複雑な法則に従う。それは動物が獲得した「新しい」反射である。パヴロフはそれを「条件づけられた」反射とよび、「絶対の」とよんだ別の反射と対比させた[42]。

というわけで生命体と環境の関係は、これら2種類の反射で決められる[43]。外界との相互作用は（生得的な、したがってその種に固有な）絶対反射の組み合わせからはじまるが、環境との複雑な調整をするためには不十分である。やってくる刺激が有用なのか危険なのかを、生命体は前もって知っておく必要がある。唾液反射は生まれた直後から存在するが、食物を見て唾液が分泌されたり食物を知らせる信号に反応して唾液が分泌されるようになるのは、動物が生存する途中においてである。さらにこの条件反射は不変ではなく、それが確立される過程においても、また確立したあとにも、内外の影響を受ける。もし条件反射を形成するのに役だった刺激がともなわれないまま続けざまにその反射が繰り返されるなら、それは（「内部の抑制」によって）消失する。つまりこのメカニズムは、適応の要請に従う。なぜなら「もし動物がその環境に正確に適合するのでなかったら、遅かれ早かれその動物は生きていけなくなる」からである。最後に、「自然のすべての現象は、いくらでも条件刺激になりうる」。「今までに知られている神経系の構成では、外界の現象とその結果としての生理的活動の関係が一定であるような不変の刺激と認められるものは比較的少ないが（…）、われわれは今日、神経系の高次の反射において条件刺激という新しい因子を知るようになった[44]」。

生得的で固定された絶対反射と異なり条件反射は簡単に消えたり生じたりするから、生命体は環境に柔軟に適応できるようになる。遺伝的素地は神経機構の興奮あるいは抑制の強さを、したがって環境変化への反応の強さを決める。「強力」な遺伝の形式は、外界の厳しい諸条件と直ちに適応している。反対に「弱い」形式は普通の状況だけしかあつかえず、神経症や精神病を引きおこしやすい。パヴロフはその人生の終わりに精神医学に興味をいだいて、条件反射

にもとづく統合失調症の理論も築いた。すなわち，環境に適応するのがむずかしくなったときに，ある弱い神経系から興奮の流れがあふれ出そうになるが，その神経系は自分を守るために抑制を作りあげて皮質にそって拡散させる。統合失調症は，この過程が不十分なために生じる。したがって，自分自身で自分を適応させることができないために生命が脅かされるこの弱い遺伝子型を，できるだけ保護しないといけない(45)。

絶対反射（食本能，性本能，防衛本能）は，神経系の低次の領域に依存する。条件反射のほうは大脳半球に依存する。そこには，生命体を刺激し興奮させる外部の現象を分析するという役割をになう「解析装置」がある。「動物が進化するほど，この分析は詳しく精密になる」。最後に，反射を表出させる要素である「起動装置」と「実行装置」は，いわゆる半球の外にある。つまりパヴロフにとって皮質の運動領域は実行の領域ではなく，「運動に関係」するがむしろ受容の領域であった。運動皮質とは先行する運動の痕跡が保たれる「イメージの中枢」だとするムンクやバスティアンの考えかたが1910年ごろまで生理学と心理学に大きく広まっていたが，パヴロフは彼らの考えかたに賛同したのである。つまり「目にとっての後頭領域あるいは耳にとっての側頭領域と本質的に同じく，大脳半球の運動領域は実は受容の中枢だという事実をそのまま認めることができる。すなわち，皮質で純粋に運動性の領域を感覚性の領域から区別できないといわれていることを用いて，パヴロフは自分の立場を正統化した。「皮膚や運動器官の興奮を受容する中枢の領域が運動領域と一致するという事実に生理学者たちが同意するのは，当然である。それらは互いに入りくみ錯綜し混じりあっている」。彼によると，サルやヒトで「運動領域」が損傷された後に観察されるマヒで問題になるのは，「随意運動を遂行できなくなること」，「見かけのマヒ」，「分析装置のマヒ」だけだった(46)。すでに見たように，このような議論はやがてシェリントンによって打ち破られることになる。

神経活動や神経細胞を介する活動の伝播についてほとんど知られていなかった時代には，条件反射を成立させたり消去させるメカニズムは隠喩で語られるだけだった。つまりそのような反射の変化は，「興奮性」あるいは「抑制性」の神経活動が「放散」したり「集中」するといったダイナミックな過程によって表現された。結局「中枢神経活動の基礎をなす反射のメカニズムの研究は，

空間的な配置に，すなわち興奮（あるいは抑制）が放散したり集中する経路を決めることに帰着する[47]」。条件反射がもっとも容易に成立するのは，興奮性が一時的にもっとも高くなる皮質領域（半球の「創造の」領域）においてである。一時的にあまり興奮しないその他の諸領域は，「無意識」な活動の座である。「もし頭蓋を透かして見ることができ，もしもっとも興奮しやすい領域が光るなら，思考中のヒトの上部で光点がたえず動き，たえずその形と大きさが変わり，それらを取り囲むようにして多少とも濃い影の領域が半球の残りすべてをおおうのが見えるだろう」と，パヴロフは先取りするような表現で結論した[48]。

　条件反射の発見は，生理学と心理学の関係を逆転させた。中枢神経系の生理学は長らく心理学の力を借りていたが，「いまやわれわれはこの有害な依存から完全に解放される可能性がある」。「学者たちが自然のその他のすべての対象のようにして人間を外から解析できるときに，すなわち内観にかわって知能を外から観察できるときに，人間はどれほど計り知れない恩恵を受け，どれほどの力を得ることだろうか[49]！」。パヴロフはその著作で普通は穏健だったが，自分の研究と心理学の研究との峻別はずっと過激だった。「われわれは心理学者ほど複雑ではない。われわれは神経活動の基礎を確立するが，心理学者たちのほうは高次の段階を組み立てようとする。複雑なものは基本的なものの助けなしには理解できないが，単純で基本的なものは複雑なものの助けなしに理解できる。われわれの研究とわれわれの成功は彼らにはまったく依らないから，われわれの立場は最良である[50]」。それどころか，いずれ心理学の基本的知識を基礎づけることになるものは，生理学の研究である[51]。

　ロシアの心理学が発展して公認の研究分野になったとき，パヴロフ学説の疑わしさがいろいろ明らかになった。パヴロフ自身の研究に強く影響された（そしてレーニンという人物に絶対的に支持された[52]）「反射学」の時代の後に，体制が方向がえをし，外部の状況だけによって個人が翻弄されるという「機械論的」な唯物論は徹底的に批判された。心理現象が生理学的メカニズムとまったく同じだとみなすことにより，純粋に生理学的な実在と純粋に心理学的な実在という独立した二者を作りだしてしまって二元論を復活させる危険はほんとうにないだろうか？　すぐ後に見ることになるが，「精神主義」の完全な拒否を

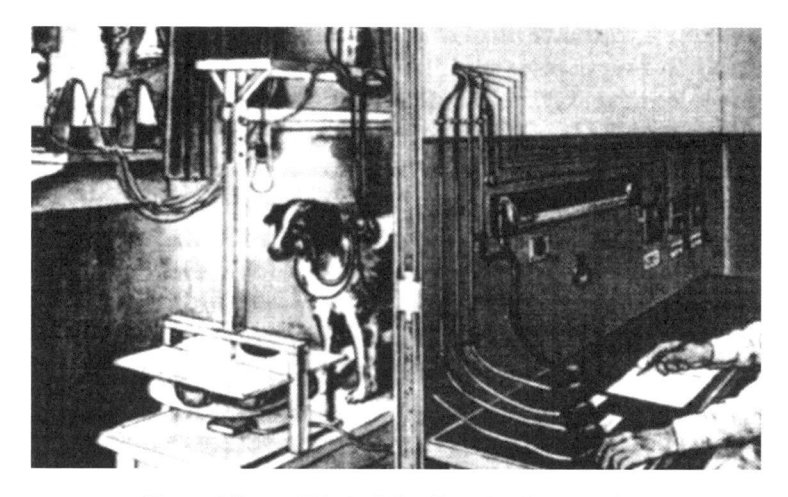

図10. パヴロフの研究所で条件反射の研究に使われた小部屋
外界から隔離され防音された小部屋の中に犬が置かれている。唾液腺の管に挿入されたカニューレで，滴り落ちる唾液を採取する。与えられた食物と前もって連合づけられた「条件」刺激（電球の点灯，ベル音）を動物に提示することによって，実験者は外的状況を制御する。(Astratian, 1953年)

自らの学説の基本としたアメリカの行動主義者にも，この批判は必ず向けられることになる。他方で，心理現象が反射メカニズムだけに従い外界の事象だけに支配されるとすることにより，自らを築きあげ自らを発展させるという主体の役割はまったく拒否されてしまったのではないか[53]？ それとは反対に，内部の実在と外部の実在を結びつけることを可能にする弁証法としての意識を，主体はふたたび取りこむべきではないか？ だからといって「主観的」なものと「客観的」なものという二元論に陥ってはいけないが。人格は歴史 − 文化的な諸要素から作られ，それらの要素自体は個体と社会との内在的なダイナミクスから作られる。精神的生活は記号を作りだし，それは言語や数学の記号のように環境の重要な要素となる。このように人間が人間に固有な環境を築きそれが人間の反応を導くという「能動的」性質の概念は，マルクス主義者の心理学において重要な役割を果たし，多くの分野に影響を与えた。たとえば教育の分野では，子供に自分の振る舞いを意識的にコントロールするよう必ず教えないといけなくなった[54]。

米国でも「機能主義者」の学派が、そのころ主流だった内観主義者の傾向に反対し、生命体にとって必要な環境への適応を説明する方法を反射に見いだしたと考えていた。ジョン・デューイにとって反射弓とは、ある刺激が必ずある反応を生じさせるという意味においてではなく、刺激と行為が分かちがたく結びついているという意味において、適応の機能的な単位を表わすものであった。すなわち刺激と行為は2つ一緒に密接な「協調」を作りあげる。刺激はそれだけでは存在できず、それに続く行為を介してでないと経験されない。いいかえると、ある協調における感覚刺激と運動反応は別々には存在できない。「感覚刺激と運動反応が果たす役割が意味をなすのは、それらがこの協調を維持し構築しなおすことによってである[55]」。したがって、生命体の目的とそれ固有の究極性に呼応した適応こそが、反射弓の形態やその存在自体をも決める。その目的と究極性とはすなわち、好ましい反応を生じさせる刺激を探求することである[56]。結局適切な刺激を探求することが、その個体にとってもっとも有益な環境に適応できるようになるための理想的な解決策ではないか？

環境への適応と適応における反射の役割が重視されるようになると、行動を計測するための客観的な方法が同時に求められるようになるのは論理的であった。19世紀末に現れた動物心理学（あるいは比較心理学）は、この欲求に答えるものだった[57]。パヴロフの発見の数年前にソーンダイクはこれを意図して、「問題箱」（パズル箱）を使った。実験動物はそこに閉じ込められ、動物が問題を解決するとそこから出られる。箱から出ることを可能にする行為は、試行を繰り返すうちにどんどん速やかに行われるようになった。そこでソーンダイクは、反応に正の帰結がともなうほど反応は強化されて容易に生じるようになるが、逆に反応が罰をあたえると（あるいは単に満足が得られないと）、その反応はなくなるのだろうと推論した。この「効果の法則」を記述するために、彼はまず「成功」という中性的な用語を使い、ついでそれを「喜び」あるいは「満足」という用語におきかえた。というわけで学習のテクニックとは、動物にとっての重要性に応じて反応を安定させたり取りのぞけるような報酬や罰を探すことであった[58]。

しかし「客観的」な心理学という理想を達成するには、まず主観主義者の言葉遣いから自由になる必要がある。「心理学が意識に言及することをまったく

やめるべき時が来た。心の状態から生まれ出たものが心理学の観察対象だと考えて，心理学に幻想を抱く必要はもはやない」とワトソンは書いた[59]。心の状態，精神，イメージなどの言葉をけっして使わずに心理学を書き表すことができる。反応から刺激を推察できたり刺激から反応を予測できるなどのように，刺激と反応という用語を用いて心理学を書き表すべきである。ワトソンによると，精神主義者の用語で記述される連合はすべて複雑そうに見えるが，これらはパヴロフが記述した条件反射のモデルで説明される。なぜなら反射は伝達の機能的単位であり，神経系が生じさせることのできるもっとも簡単な活動だからである。本能と習慣は，いくつかの基本的な反射に分解される。本能では反射の概略的な形態とそれらが生起する順序は生得的である。習慣における反射は，個体の生存期間中に獲得される。「したがって本能と習慣は，反射の複雑な体系である。子供あるいは大人が彼らに適合した刺激に出会うと，ある時系列でいくつかの反射が次々に生じる…[60]」。

1913年に出版された「旗揚げの」文章のなかで，ワトソンはつぎのように主張した。心理学は「客観的な自然科学分野」のひとつであり，その目的は行動を予測し制御することである。心理学はヒトを他の動物から区別することなく，刺激への反応という唯一の図式に到達しようとする。というわけで行動主義は，古典的な心理学の内観法に代わるものを示すことができる。つまり心理学者に対して，視点を変えよ，動物の行動から導かれるデータを心理学的実在として考えよと進言できる。あるいは「行動主義者はヒトを被験者として使うが，いま動物で使われているものとまったく同様の研究手法を使うように導かれる[61]」。

米国ではティチェナーとその弟子たちに代表される「その他の心理学」の反応がなされないうちに，ワトソンは実際に彼の原理をアルバートという幼い男の子に使った。アルバートは9ヵ月で11.5kgという大きな赤ん坊だったのであまり負担なしに実験に耐えることができた。この子は「落ち着きがあり感情があまりあらわに出ない」子供であり，（白ネズミ，ウサギ，仮面，燃える新聞紙などの）新奇なあるいは恐ろしげな物体を見ても恐れの反応を示さなかった。本来の実験は，（子供の後においた鋼鉄の棒をハンマーで打って）繰り返し大きな騒音をたてることだった。実験者が予想したように，この子供は第1打にビクッとし，第2打に唇を震わせてふくれっ面をし，第3打に泣きわめい

た。2ヵ月後に行われた次の実験では、同じ騒音とともに動物（白ネズミ）が提示された。そのネズミを単独で提示しても恐れの反応はなにも生じず、この子供はネズミを触ろうとさえしていた。騒音と一緒にネズミをなんども提示した後に、ネズミを単独で提示すると、それだけで直ちに嫌悪反応が引きおこされた。この子供はネズミから顔を背け四つん這いで逃げようとした。そこで著者たちは「これは、完全に条件づけられた恐怖反応の、説得力ある一例である」と結論した。5日後の新たな実験によると、ネズミだけへの反応は常にあったが、条件づけられたこの反応が他の動物（ウサギ、イヌ）にも般化したことが示された。さらに、条件づけられたこれらの反応は1ヵ月後にも消えなかった。ワトソンはつぎのように締めくくった。「20年後にアルバートの毛皮への恐怖症を分析するフロイト学派は（…）、多分彼から夢物語を引き出していることだろう。彼らは夢物語を分析し、アルバートは3歳のときに母親の陰毛をもて遊ぼうとしたとして激しく叱責されたことが示されるだろう（…）。自分の恐怖症の源にある諸要素が夢からまさしく暴きだされたと、アルバートはたぶん完全に（彼の分析家によって）確信させらるだろう」。「おそらく、精神病理学における多くの恐怖症は、直接的な型であろうと転移された型であろうと、条件づけられた感情反応そのものである」。とくに「体格の劣った」人ではそうである[62]。

　というわけで行動主義者の着想によると、教育の分野は広大な実験の領域である。ワトソンはつぎのように提案した。「健康で体格の良い1ダースの子供と、彼らを育てるために私の指示どおりの環境を私に与えよ。これらの子供たちのなかからランダムに一人を選びだす。彼の才能、癖、性向、能力、適性、彼の祖先の人種が何であろうとも、私が選ぶ任意の専門家に彼を育てあげることができる（医者、弁護士、芸術家、販売主任、乞食や泥棒さえにもできる）と私はあなたに保証する。（このように言うと）私は現実にできることを超えていると認めるが、このようなことは反対の（古典的心理学の）仮説を支持する人々がかつてなしたことであり何年も前からのことである[63]」。

　機能主義の心理学者たちは、行動を築きあげるために生得的メカニズムが果たす役割をふたたび問題にした。この頃には心理学の大部分で、とくにアングロサクソンの国々において、知的能力が遺伝で伝えられると考えられる傾向に

あったのである。これとは反対にワトソンによると，愛情や激怒や恐れのようないくつかの感情的「反応」だけが生得的である。心理現象は何かの本能に依存することなく条件反射のモデルにしたがう学習をもとに築きあげられる。スキナーの立場とは，これら両極端のあいだにあって中道を代表するものであり，そもそも「実験室に連れて来られる実験動物が真に『白紙』だとはだれも主張したことがない」として，系統発生の因子と個体発生の因子が相互作用する可能性を残した[64]。すなわち，生まれたばかりの子供の行動から，外界の刺激と相互作用する前にあらかじめ形成されたメカニズムのあることが示される。たしかにさまざまな種のあいだに，また同じ種のさまざまな個体のあいだに差が見られる。しかし，条件づけへの適性はすべてで同じである。「これこそ真の平等の源である[65]」。

　適応した反応は，環境のなかに存在する諸因子と生得的メカニズムの相互作用に依存して出現する。この相互作用という概念を，たしかにきちんと見直さないといけない。習慣が「第二の本性」だとしたら，同様に本性は「第一の習慣」ではないだろうか？　つまりすべての問題は，第一の習慣が何に由来するのかということであろう。スキナーは，刺激への最初の反応を生成するためにランダム性と「偶然の原因」が果たす役割を強調した。その反応がつぎにもし有利な結果を生むなら，それは選択され保存される。というわけで，実験室のネズミはレバーをランダムに押した後に食物を得たとすると，もっと食物を得るために同じ動作をつづける。一連の偶然の幸福のおかげで，複雑な運動の連鎖からなる真の「プログラム」が作られる。これらのどの要素も，その動物の生得的な（行動）目録とは無関係である。生得的と呼ばれる適応的ないくつかの行動が系統発生的に見えることがあっても，それは単にそれらの行動を生みだした偶然の原因があまりに古いので観察できないだけである。ネズミが食物を得るためにある複雑な運動をする「習慣」を獲得したといわれるのに，クモが「本能」で巣を織るといわれるのはなぜだろうか？　どこに違いがあるのか？　クモも巣を織ることを学習したとどうしていわないのか？　同様に，たとえば新生児での笑いの出現を説明するのに，どうして「心的器官」や「内的状態」という概念を使い続けるのか？　それなのに，生存中に作られた習慣についていうときに，これらの概念をもはや使わないのはなぜか？　たしかにこ

れら両者を区別するのは普通は簡単ではないとスキナーは認めた。自然選択（「強化の随伴」）の偶然性によって，個体および種の生存のために有利な帰結がもたらされるような反応が創成され条件づけられ安定なものになるのであろう[66]。行動の個体発生とわれわれがよぶものは，強化随伴の歴史とたぶん異ならないであろう。

　種に固有で適応的な反応を生じさせる本能についてのダーウィンの考えかたも，やはり再検討されるべきである。というのは，いくつかの種で，遺伝の変化では説明できないほど速やかな行動変化が観察されるからである。その証拠として，蜂蜜を好むアフリカの小鳥は，独特な鳴き声で人間の注意を引いて野性のミツバチの巣に人を向かわせ，その人が立ち去るのを待って彼が残した蜜窩のかけらを食べる。生得的メカニズムを支持する人々によれば，「行動の解発因」が作用する純粋に本能的な行動がこれに関わる。しかしスキナーによれば，小鳥が観察によって獲得し，またこの場合には蜂蜜という有利な結果を得るために選択された学習によっても完全に説明できる。このときに，共生の仕方で相互作用する複数の生命体が強化随伴に関わる，すなわち小鳥がこの行動を学習したのは，この小鳥とは別の人間の反応が生みだした強化によってである。したがってこの強化随伴は「社会的」である。より多くの小鳥が合図をし，そしてより多くの人間がそれに従えば，強化随伴は強くなり共生はより長く保たれる[67]。

　なにがしかの条件刺激への反応は，非条件刺激と条件刺激の連合（これはパヴロフ型条件づけの基礎であった）だけで固定されるのではない。反応はそれに固有な帰結によっても強化されることがある。これが「オペラント条件づけ」である。このようにして行動は，生命体と環境の相互作用を促進するという機能をもつようになる。この機能は，たとえば消化のような他の生物的機能がそうであるように，安定した世界では反射の形で遺伝的に完全にコード化される。しかし変転する環境に適応するには，学習メカニズムが必要である。自然選択によって決められた反射（絶対反射）は，パヴロフ型の条件づけのおかげで新たな刺激によって制御されるようになる。一方オペラント条件づけのおかげで，ある新たな反応がその後にただちに生じる帰結によって学習され強化される。つまりオペラント条件づけと自然選択は，帰結による行動選択の2つの方

法である。これら2つのメカニズムは冗長だから、環境に適した行動を直ちに獲得できるような種では、生得的な（行動）目録はどちらかというと不要であり、自然選択はオペラント条件づけにおきかえられる可能性がある。もしある動物種の構成員たちが生殖という要請のため以外に性活動をしないならば、性的接触が「強化子」である理由はないが、その反対にもし性的接触に強化の効力がもたらされるならば、性的行動は発展して生殖から切り離された官能的な行動が現れるだろう。

　「行動主義者」の反射についての考えかたは、行動の生物学的説明の枠組みに完全にふくまれる。受容器から効果器へという反射「弓」が解剖学的に記述される前に、（ある刺激をある行動に関係づける）機能的な用語で反射がつねに記述されるので、反射は解剖学的な実体である前に機能的な実体である。したがって反射とは、あらかじめ配線され、ただちに動作するものではなく、刺激と反応のあいだで「観察される」関係である。その連鎖の両端だけが観察される点で、当然にこの関係を用いて行動を記述できる。したがって生命体の行動は、生命体に与えられた作用が直接的にもたらす機能として定義される。スキナーにおいて反射の生理学と行動記述の橋渡しは、シナプスの概念をとおして実現された。彼によればシナプスは組織学的な実体であると同時に、刺激と反応を関係づける諸条件を理解するために必要な「精神の構造物」であった。反射のすべての生理学はシナプスの働きに帰着されるから、シナプスの働きを知ればすべての行動をシナプスの用語で説明できる。したがって反射の「能力」は、またふつう「動機づけ」や「感情」という用語で説明される他のすべての変化も、理論上はシナプスの働きという異なるレベルに帰着させることができる[68]。

　行動が生理学的な諸法則に帰着されるだろうとするこのような理想は、行動主義者だけのものではないが、それを限界まで試したのは行動主義者たちだった。スキナーが、オペラント条件づけの概念を言語の生成に一般化しようとしたことはよく知られている。つまり言語行動は、上記の理由から他の行動と同じく「機能的解析」の対象となる行動である[69]。人間はオペラントの仕方で（もはや外部の刺激に反応するという仕方ではなく、発声された音が作りだす帰結に依存して）発声の筋肉群が制御され、そのようにして言語が獲得される

ようになった。そうして人間は，社会的行動を発達させたのみならず，各人のあいだで協力したり，他人が以前に獲得した知識に接したり，自己を知ることができるようになった。というわけで言語の使用のおかげで，行動選択の第3の型が生じ，すでに述べた他の2つの型につけ加えられる。つまり種の自然選択をもたらす原因と，各人で獲得される行動目録をつくりだす強化という原因のほかに，社会的環境の進展によって維持される特別な随伴が作用するようになったことで，環境に適応するための新たな手段（ノウハウ，道具など）が獲得される[70]。

デューイとワトソン以来，行動主義にはいつも応用的な側面があった。人口の制御，普遍的平和の確立，万人に十分なだけの食料の生産（しかしより具体的には，主人の選択，子供の教育も）などが，「行動の応用科学」の目標であった。スキナーにとって問題は，行動を技術的に支配することに他の科学の進展が追いついてこないことだった。遅れているのは，われわれが人間の行動を意図，魂の状態，プランなど「前科学的」な誤った原因に帰着させ続けていることにある。行動の真の原因を探すにあたっての障害は，「伝統的な枠組み」では各人に自由や責任能力があると考えられてきたことである。部分的に「運命」や外からの影響を認めることにより，自由の限界が説明されてきたにすぎない。反対に行動主義者の観点すなわち行動の科学的分析の観点においては，各人は「完全に予測可能」である。このような観点は人間から尊厳を奪うものだ，との反論がなされるだろう。しかし自由と尊厳は，暴露されるべき概念である。自由の基本型は，すべての有害な接触から逃れ危険を避けることを可能にする単なる反射にすぎない。尊厳に関しては，行動の理由を知ることができないならば，尊厳とは行為の属性なのかそれともその行為をなした人の属性なのか分からないままである。クシャミのような完全に前もって決められた行為をなした人に，特別な功績や尊厳があるとはみなされないものである。善行をなしたり道徳的な選択をする自由を人間がもつように見えるのは，錯覚にすぎない。人間はその環境に完全に支配されている。しかしこのような束縛は，同時に人間の偉大さも作りだす。なぜなら人間は，この環境の大部分を自らの手で築きあげたからである。というわけで，道徳的に闘うよう鼓舞すべきではない。より良い人間を選ぶようにするのではなく，より良い環境を整えるという

方向に進むべきである。強化随伴関係の集まりであるところの行動を研究するための実験的空間が文化だという点で，「文化を断固として整備すること」に将来がかかっている[71]。

　反射のメカニズムによって生物学は，生物の自律性についてある合理的な説明をできる。初期の記述では反射は局所的なレベルに留まっていたが，目的論の観点では反射はそのレベルを超えて生命体の諸要求を調整する機能に統合される。大脳反射や条件反射は，ある点で調整の概念と連続している。しかし，それらは心理現象を受動的適応という拘束から解き放ちそれをあらゆる形で環境条件から自律させるまでには至らなかった。

　行動主義の独善やいくつかの悪習を忘れるなら，行動主義のおもな貢献とは，オペラント条件づけが新しい環境を生みだしそれがその個体にとって適応したものになりうることを証明した点である。しかしスキナーが最後まで主張した独善的主張，すなわち心的内容を批判しそれを観察可能な行動に帰着させるという主張[72]は，サイバネティックスついで言語学と人工知能の進展から生まれた「認知科学」の流れには抵抗できなかった。自律的に「計算する」状態を機械の内部に作れることから，「心的器官」という概念が裏づけられた[73]。「心的器官」は内的表象を作りあげることで，環境から解き放たれた行動を導くことができる。いま，もうひとつの心理学がうまれた。それにはたしかに「生得観念」への回帰という兆候があるが，その文脈は骨相学を特徴づけた文脈や19世紀末の形質遺伝論者の説を特徴づけた文脈とはまったく異なる[74]。この形質遺伝論は種の決定論から生じたもので，個体に作用する。これについて次章であつかう。

5 ▶ 大脳の堕落

　はじまったばかりの心理学を際立たせた諸理論は，共通して生物学的な基礎にもとづいていた。すなわち感覚論から行動主義までのさまざまな形の経験論のなかに唯物論が浸透していったが，その唯物論はまったく自然に反射という神経基盤に依存し，行動を構成する「反応」はその基盤の上で練りあげられるのであった。同様に，「生得観念」の説では精神を支配する原理があらかじめ作られた構造から生じると見なされるが，この説でも生物学的決定論が強力に作用することを前提にしている。

　心を生物学的に基礎づけるというこの考えかたに，精神病の「発見」ほど貢献した出来事はない。精神的な障害が大脳損傷と関係すると強調され，その病的な状態が遺伝的に伝えられる可能性が示されたので，医学の概念が多くの点で激変した。フーコーが跡づけたこの臨床医学の誕生つまりフランス革命中の革命によって，それまで同情だけの名目で慈善院に追いやられていたさまざまな様態の人々が，無関心と忘却から救い出された [1]。コンディヤックを，そしてカバニスのような観念学派をつぐフィリップ・ピネルは，この無視されてきた医学分野をこの頃に系統的に分析しはじめた。心的疎外者（精神病者）たちは観察され，そうすることで狂気の病理学的様相の基本が明らかになる。これらの様相は，その世紀末の自然学者たちが理想とした分類が適用可能な自然界のものであった。狂気の人たちは医学的検討の対象となるとともに患者という尊厳をあたえられ，そうして疾病記述学の時代がはじまった。

　というわけで，ピネルの分類によると知的機能の障害である心的疎外は，神

経系の障害(大脳の神経症)というカテゴリーに位置づけられた。この神経症にふくまれるものは,昏睡,痙攣そしてとくに精神錯乱で,精神錯乱は重篤で持続的な疎外を引きおこす非発熱性の精神の乱れである。精神錯乱には以下のものがふくまれる。せん妄,興奮状態,記憶や判断やイマジネーションのような知的機能の乱れが併存する躁病;知的機能の障害がある特定の領域にかぎられ一貫性のあるせん妄を示すメランコリー;判断が失われ行動が一貫せず支離滅裂になる認知症;最後に知的活動が失われて患者が植物状態になってしまう重度知的障害[2]。

✄ 見えない損傷

　ピネルの分類は,症状の観察にもとづいた何よりも臨床的なものだった。つまり彼の分類は,精神病の原因についての統一的な理論にも,また精密な病理学的論拠にももとづいていなかった。これらの病気の諸原因の一部として彼が列挙したものは,「物理的」な要因(外傷,頭蓋の形成不良),他の器官を冒す病理的な変化(出血,痛風)が「相互感応力」によって大脳を障害するもの,生理学的な変調(出産の後遺症),さらに遺伝,気候,あるいはアルコール中毒であった。実は,多くの症例での病因は「大なり小なり重篤なショック」,激しすぎる情念あるいは苛立ちの情念,欠陥のある教育(やさしすぎるか厳しすぎるか),不規則な生活習慣,あるいは逆に瞑想的生活や孤独や窮乏が引きおこす過剰な几帳面さなどに結びついた純粋に「心的な」原因だった。精神病患者の死後解剖は明らかな結果をもたらさなかったので,心的疎外の原因となる損傷の性質については非常にあいまいな態度をとった。そのようにしてピネルは,精神錯乱における大脳の損傷は物質的な性質ではなく,さらに心の媒体が無傷ゆえに障害が元に戻ったり治療できる可能性があると結論した。この態度は,初期の精神病理学のすべての理論に対する彼の反感とも対応するものだったが,病気の分類の基礎として損傷の記述がもとめられる医学の一般的潮流にやがて逆行することになるものでもあった。このような理由でピネルの疾病記述学は,ブルセなどに攻撃され信用をなくし失墜することになる。

　精神病理学における損傷の概念そのものは,進展し続けた。病理解剖が隆盛

だった時代に全身マヒの損傷が記述される[3]。そのさまざまな段階で特徴づけられる精神錯乱，すなわち富や権力のせん妄，判断の衰弱，常軌を逸する躁的な興奮，重篤な認知症などは，まさに髄膜の炎症性損傷とその下に位置する大脳への損傷の拡大に依存するように見えた。しかしこの病気には器質的な損傷が見られないものもあったので，大脳の急性あるいは慢性の炎症がこれらの精神異常の唯一の原因とはなりえなかった。患者が死亡したときに観察されるこれらの病理学的変化は，おそらく精神異常の結果にすぎず原因ではなかった。この明白な一貫性のなさゆえに論争が生じ，それはとどまることがなかった。またその論争以来，大脳の器質的損傷の症状としての（したがって「神経学的」精神医学に属する）精神障害は，障害が「機能的」でしかありえない（精神医学だけに属する）いわゆる狂気からはじめて区別されるようになった。

　解剖－病理の基軸だけでこれらの病気を分類できないからといって，生物学的な説明が断念されたわけではない。その反対にピネル，そして大脳がまさに精神の器官だと考えたエスキロールによれば，精神の病理学はどうしても大脳の病理学のはずであった。知的諸機能が別々に局在すると説いたガルの解剖学的主張から着想を得て，あらたな臨床的単位が記述される。すなわち大脳の諸領域のそれぞれの損傷あるいは肥大にやはり限定的な精神障害がたしかに対応するだろう，ただし精神全体の働きは冒されないままであろう。これがエスキロールにより記述された「モノマニー」であり，局限された幻覚あるいはせん妄と，ある患者では盗み，他では放火，さらに他では殺人というような病的で衝動的な行為が生じる。「形而上学的」な精神医学を支持する人々はというと，心理現象をこのように別々の能力に分離する方向には進んでしまわなかった。彼らは，知能が完全に崩壊した場合でさえ魂だけに属する「生得観念」（因果，単一性，多様性，継続，時間，空間についての生得観念）は保たれると繰り返した[4]。これこそが，魂がこの病気にたいして抵抗力をもち神経系が衰えたときでも魂が無傷のままなことを証明するものであった。

　狂気が魂の病気ではないとしても，その損傷は通常の基準ではとらえられず，その概略さえまだ明確ではない。神経器官の働きに影響を与えるもので，症状の原因となる機能的乱れを作りだすような「身体の諸条件」（バイヤルジェ）を探しもとめるだけで留まるべきだろうか？　反対に「典型的な」損傷，つま

り「いくつもの小川がひとつの水源からはじまるように，狂気のすべてのタイプの源となる基本的な機能的損傷」(モロー・ドゥ・トゥール) を探しもとめるべきだろうか？　そのような損傷が器官の内部組織の検査で見いだされなかったとしても，それは「とらえがたいとはいえ (…)，たとえば振動を加えられた弦の内部組織に生じる変化のように (…) 物質や分子の変化」が重要だからである[5]。この変化の性質を決めるために，モローは大麻が心的疎外の症状のいくつかを再現させると考えて，大麻の効果を自己観察するという方法を考えついた。彼は，大麻が引きおこす躁的な興奮が病理学的な精神障害と同様に血液循環の変化によるのであろうから，瀉血や下剤が精神病の治療に使えるだろうと考えた。

「神経症状態」という障害において (モロー・ドゥ・トゥールが述べたような)「ダイナミックな」神経損傷があると考えて精神病を説明しようとするのは，この病理をベルナール流にあつかうことである。ビシャ以来，機能障害の原因は，病気になった器官の生命現象すなわち「栄養」にもとめられるはずであった。したがって神経症状態という現象は，神経繊維のレベルすなわちその繊維の管のなかに動脈血が分泌されることから生じるはずである。魂を誤らせそれを無力にさせる重篤な不調が，そこから生じる。情動的な考えに駆りたてられると植物神経系が冒され知的観念が圧倒されるので，魂はもはや選択したりよく考えたりできなくなる。だから，激しい怒りや嫉妬による興奮は，躁病の短い発作と考えられるべきである。そのときに「恐れや防衛の反応，心臓や呼吸や声の変化」が観察され，「唾液は濃くなり，口から泡をふき，尿酸の結晶が尿に溜まる (…)。すべての器官が冒される」。この状態の人間はまだたしかに狂気に冒された人ではないが，狂気の前状態にある[6]。

この病理的メカニズムは精神の働き全体に影響し，判断や熟慮の機能を乱し正常に働かなくさせる。ここで話題を変えて，心的疎外の治療者たちによって提案された多くの「機能的」な理論のなかで，ビュフォンにさかのぼる「二重」人間の理論についての話題を述べねばならない。それによると各人のなかには，一人の演説者と一人の聴衆がいる。この二重性はそもそも神経系の構成に見いだされる。なぜなら感覚も神経も大脳も二重だからである。「われわれはいっぽうの大脳で考え，他方の大脳で考えているのを感じとる。このように魂がい

っぽうで活動すると，魂は他方でそれが活動するのを感じとり，その逆もある[7]」。ほとんどの人間で両大脳半球は等しくないから，いっぽうが他方を容易に支配することができ，その結果，主体は自分の激情に対抗したり悪い考えを破棄したり幻覚を批判したりする。たとえいっぽうの半球が固着した考えに冒されても，熟考の可能性は残る。しかし狂気が生じるのは，両半球が冒されたときである。すなわち「魂と生命体全体が和合してしまい，そうしてその個体は疎外される[8]」。ところが，二重かつ不均等な主体というこの仮説は，フルーランスが主張した精神の単一性というドグマと明らかに対立するので，賛同を得られなかった。反対に，諸器官が偶数であり身体が対称なことから，個体が似通った2つの組織を合わせたものであることが示される。「まさに，2つの眼があり2つの手があるなどのように，2つの大脳がある。それぞれの大脳半球は構造だけでなく機能についても，他方の半球のたしかに正確で完全な複製である。いっぽうの大脳葉を除いても，知能は他方の大脳葉だけで十分である[9]」。さらに，ビシャという人物は，理性と知能が正常に働くためには両半球が等しいはずだと教えなかっただろうか？　ところがビュシェは，天才であるビシャの大脳は死後解剖で両半球の間で顕著な不均等を示したと皮肉をこめて述べた。

　精神病のもうひとつの理論すなわち1880年からヴァレンティン・マニアンが提案した理論は，ジャクソンによる神経構造の階層的モデルの特徴と，当時非常にはやっていた連合主義者の理論の特徴をもっている。マニアンによると大脳は，観念形成作用の座であり前部にある前頭領域，精神運動の中間領域，欲望と本能の座である後部領域という複数のシステムに分割され，それらは連合繊維で連絡する。知的な練り上げと観念の形成に必要な材料である記憶が，頭頂上行部の後ろに保管される。前頭上部にある中枢には支配されないで後部領域によって決定がなされると，そのたびごとに本能的な行為が生じる。これが「脊髄−大脳後部」性の重度知的障害であり，そこでは行動は純粋に本能的である。「前頭領域が閉塞状態である限り，その患者は重度知的障害のままにとどまる運命にあり，彼の感覚は作動可能であるが（…），前部領域がなすはずの制御や調整力がともなわない」。反対に「患者がこの限界を超えるや否や，彼は制御や観念形成作用ができるようになり，彼はそのときには重度知的障害

ではなくなり中度知的障害の段階にまで昇る」。なぜならイメージは前頭領域に入りこみ，そこで思考を表わす記号である図式に変換されるからである[10]。重度知的障害の大脳を調べると，特徴的な損傷が見られる。より軽い中度知的障害では，脳回の数が減少し脳溝が浅くなっているのが見いだされる。精神病だが知能が保たれた患者では，大脳の外観は正常だが，損傷があるのは間違いない。「というのは，臨床が明らかにする機能的障害が明白なうえにさまざまな患者で類似が見られるので，それらの障害がこの器官の病理学的変化と無関係ではありえないからである[11]」。

たとえ「見えない」ものでも大脳の損傷をこのように探しもとめることは，別の要求に応えるものでもあった。すなわち，ドゥウビジンが述べたように「フランス第3共和国のはじめの数年間に，精神科医たちは職業として（…）ある理由で不安を抱きながら彼らの社会的地位について闘っていた。恣意的な監禁，知識のなさ，医学としての無力さを報道機関が主張することでかき立てられた反精神医学の感情は，最高潮に達していた。大衆は憤慨し，保護院の存在そのもの，1838年度法の社会的有用性，精神医学の能力や権威をも問題にした。さらに精神科医の職業がナポレオン主義者のものだとして指弾され，帝国と妥協的なことを示そうとする彼らの努力がガンベッタのような熱烈な共和主義者に注目されてしまった[12]」。したがって精神科医にとって，その社会的役割を確かにするためには，精神病の典型を手に入れることが死活の問題だった。精神病を生物学に基礎づけることは，この要求に応えるものだった。なぜならそのような基礎づけをすると，その当時のその他の医学的進展と共通な実証主義的および唯物論的な保証が与えられ，さらに，心的疎外者自身を保護しさらに社会を心的疎外者から保護することを医学的に正当化するからであった。

✄ 精神医学における変質の理論

狂気を生物学的に決定しようという文脈のなかで，遺伝の概念が浮上した。それは，精神病が「器質的」であると同時に不可視の原因に依存するという逆説を，科学的に正当化するものだった。「損傷」という言葉がもつ普通の意味

を抽象化するとき，「遺伝」や「病気の伝達」という言葉の意味が理解される。すなわち世代から世代に伝えられるのは，その器官の特徴的な損傷ではなく，狂気に適した素地あるいは傾向である。「事実および原因の致命的なつながり」，「変質という循環的作用」を作りだす広い意味での器質的損傷から狂気が生じるのだ[13]。

　1850年の時点で，病気の遺伝的伝達というのは医学において長らく既定の事実だった。精神病理学の分野では，ピネルがすでに遺伝的伝達が精神錯乱の原因のひとつだと述べていたし，モロー・ドゥ・トゥールのような心的疎外の治療者たちは遺伝的伝達を大きく取りあげ，精神的な遺伝について，あるいは血縁関係がある場合に急速に生じる変質について言及していた。当時の人々が痛風や肺結核のような他の病気の伝達について述べたのと同じように，エスキロールは（父親よりも母親によって，より頻繁に伝えられる）伝達性の狂気について述べた。精神医学が遺伝の概念を取り入れたことは，精神医学が独立した分野として個別化したことを示すと同時に，身体と精神のあいだ，あるいは器質的活動と精神活動のあいだの密接な関係を精神医学が認識していたことを示している[14]。このような進展に反対するだけの理屈をもっていたのは，形而上学的な精神医学を支持する人々だけだった[15]。

　これらと同時代に，どのような概念によって遺伝的伝達が説明されてきたのかを調べてみると，さらに興味ぶかい。モレルの「変質」論の出版は，かなり後まで長く影響を与え続けたために，今日ある程度まで重要視されている。その功績は疑いなくその当時の諸概念を総括してみせたことであるが，ファルレの「好意的な懐疑」をもちだすまでもなく，その出版はそれほど驚くようなものではなかったらしい。実際に，モレルははじめから創世紀（およびビュフォン）の権威を借り，「原罪という大事件を人間にもたらした新たな運命」を科学的に調べようと計画したのであった。最初の人間はこの原罪のすべての帰結に影響され，彼らの子孫たちはその遺伝的影響からも，また健康を損なわせつつ人間を基本型から偏らせるすべての原因からも逃れられなかった。外界の状況や社会的影響のために，人間の性質に退廃が生じた[16]。

　モレルは，フルーランスの著作の熱心な読者であった。そのフルーランスはというと，ビュフォンの遺伝に関する考えかたを受けつぎ賞賛していた。モレ

ルはフルーランスと同じように，しばしば何の疑いももたないでビュフォンの考えかたを繰り返していたのである。ビュフォンにおける種の概念とは，種を構成する個体がそれに似た他の個体を作りだす能力，すなわち文字どおり自己「再生」の能力にもとづくものであった。ところで「ある生物がそれに似た他者を作りだすためには，その生物がその他者をふくんでいる必要があり[17]」，「胚が発育しながら完全な動物になるためには，すでにその胚がその動物であるにちがいない[18]」。したがって同じ種に属するすべての個体に「内的鋳型」が存在し，それに有機物質を詰めこむ「浸透力」があるはずである。前もって存在するのは，どの個体にもつねにふくまれる胚ではなく，有機物質を受けいれて同一の個体を生殖させる鋳型のほうである。自然には組織化された存在を作りだす傾向があるが，「生物とは（…）存在の形而上学的なある段階ではなくて，物質の物理的なひとつの性質である[19]」。

この内的鋳型の理論がもつ問題点のひとつは，同一種のすべての個体が似てしまうことだった。ところがすべての神経，すべての動脈，すべての静脈が完全に同じ2人は決して存在しない。だから動物の形成に関して，自然にはひな型がないとか自然は設計図なしに働くと考えたくなるであろう。生殖と遺伝についてのすべての理論は，同じ種に属する個体間の変異というこの問題に直面した。ダーウィンが進化論を生みだすのに際して，この問題を役だてたことはよく知られている。ビュフォンによると，種はいくつかの「基本的」な品種からなる。それらは長い歳月の後に変化を被ったものである。これらの変化は，基本的には気候や生活様式に関係するものであり，遺伝および同一の原因の繰り返しによって後に続く個体に伝えられる。気温は内的鋳型の形を変化させ，それに対応した変異が現れるが，同じ原因は同じ結果を生むから，条件が同じ場合はいつも同じ変異が生じる。種がいったん定まると，その種は再生される。そのようにして種は，自然の永遠で不変な秩序の一部になる。

ところでビュフォンは，個体の基本型からの変異は「退化」から生じた，と解釈したのである。当初からこの言葉には，否定的な意味がふくまれていた（ビュフォンはさらに「堕落」や「変性」という言葉も使った）。というのは，基本型はその種の純粋で基本的で完全な型であり，それゆえにこの純粋さから変化して生じるものは堕落した型でしかありえないからである。猪はブタへ，

豹はネコへ，鹿はヤギへと「退化」する。もっとも高貴な種（ライオン）は，その原型からの離れかたがもっとも少ない種である。その逆にもっとも退化した種は，家畜のように「自分自身であることを断念し，他者の意志による以外には存在できない」種である。家畜は本質が退化しているが，それだけにいっそう人間にとっては完全なものになっている。すなわち家畜は自分の種への誠実さを失って，奴隷になった。

　人間の基本的品種は白人種である。すなわち「白は自然の基本的な色のように私には思われる（…）。気候や栄養や風習が，白を黄色や茶色や黒に変化させる[20]」。「人間が住む土地を変えてある風土から別の風土へと拡がりはじめるや否や，人間の性質は変化させられる」。新しい諸変異が現われた。それらは色や大きさや姿，さらにはさまざまな民族の「本性」によっても特徴づけられる。ところで気候と栄養だけがこれらの変化の唯一の要因ではなく，風習や生活習慣も同じく決定の要因である。「ある程度裕福に暮らし（…）基本的に必要なものには不足しない文明化された民族は，それだけの理由で非文明的な国民よりも美しく進歩した人々からなる…」。「同じ風土に住む2つの異なる民族を考えてみると，文明からかけ離れた国の人々は，文明化した国の人々よりも日焼けし，みにくく小さくシワだらけだろうと考えられる[21]」。個体はそれを取り巻く外環境によって変質を被る。個体を別の環境に置くと，別の効果が及ぶと考えられるから，退化した個体でもその基本型に近づくことができるかも知れない。実際に，黒人を温暖な風土に転地させたり白人をアフリカに転地させるなら，十分な時間の後には皮膚が変色すると考えられないだろうか？結局「すべての事柄から以下のことが証明される。人類は，たがいに本質的に異なるいくつかの種から構成されるのではない。その反対に人間の種はひとつしかなかった。それが分割され，地表のあらゆるところに広がりさまざまな変化を被った（…）。（このような変化は）その種の変異となった（…）。奇形や父母の病気が彼らの子供に伝わるように，それらの変異は世代から世代に継承されたし今でもそうである[22]」。

　さて，人間の動物に対する優越性は，生物学的な次元のものではない。それは人間の社会的構造に起因する。これがなければ人間は無力な自動人形にすぎない。それゆえに，文明化され自然を超越し他の種を服従させることのできた

人間にとって，動物の家畜化は特権のひとつである。それは物に対して精神が優ることである。人間は考え，人間はまったく考えない存在を支配できるようになった。北アメリカで見られる民族が鈍くて無知だとすると，ビュフォンの見るところそれは人口があまりに少ないので彼らが社会としてまとまる有利さを見いだせないからである。社会的構造は進歩の要因である。「互いに助け合い，強者が弱者になにもなさず，身体の資質が精神の資質よりもずっと重要性が低い」文明国では，「欠陥のある」人間が生き延び子孫を増やしさえする。反対に「各人がその身体的資質によるのでなければ生存したり自分を守れない(…)」非文明的な国では，「不幸にも虚弱で欠陥をもって生まれた人々は(…)やがてその国の一員ではありえなくなる[23]」。

繁殖と遺伝についてのビュフォンの諸概念は，19世紀前半のフランスにおいて，医師や生物学者たちに依然として強い影響を与えていた。1847年から出版がはじまったプロスパー・ルーカスの『*自然遺伝論*』は，この科学的な状況を忠実に表わしている。ルーカスによると「地表の諸存在が作りだされたひとつの時期があった(…)」。自然発生の問題は，この出来事(「天地創生」)に帰着される[24]。これの「創造」法則あるいは「遺伝」法則は自然の「独創性」の現われだが，それは数も形も定まったさまざまな種を一度に全部作りだした。そこでもたらされた一貫性は，天地創造の最重要な事実である。「諸存在の突然変異や漸進的な変形という考えが抱かれるとしたら，実際これほど不可解なことはない」。たとえば，現存の種と原初の種を区別できるだろうか？「反対に，さまざまな種は固定され，またそれらすべては自然が直接になした業だというビュフォンとキュヴィエの原理(…)を認めるなら，これほど簡潔なことはない」。キュヴィエはまた，エジプトの王の墓で見つかり第一執政(訳注：後のナポレオン)が持ち帰ったミイラ化した動物が，すべての点で現存の動物と似ているという観察をしたではないか[25]？ ところで，種が固定されているとしても，個体はさまざまである。それは種がたった一個体で完全に表現されるのではなく，種は多数のもので表わされるものだからである。これらの「さまざまな特異性」(ビュフォン)や「体制のさまざまな特性」(キュヴィエ)は，いわば創造が繁殖に延長されたものである。変異は「品種という単位の内で」生じるが，変異が品種を変えることはない[26]。

「創造の法則」とならんで，「模倣の法則」あるいは「遺伝の法則」が自然の「記憶」を表現する。この法則は「繁殖の結果を原型に一致させるようなひな型を前提とする[27]」が，それは種を作りだすのではなく，個体を繁殖させるものである。この法則は，内的あるいは外的，固体あるいは液体という存在の構造のすべての側面に適用され，存在の病理学的な構造にも及ぶ。それはまたその構造の精神的要素にも適用される。「本能や性向や獣のような動的な長所あるいは欠点が精液で伝達されるのは，人間における遺伝のこの様式が非常に大切なことを表わしている[28]」。

　変異を作りだすために外環境がいかなる役割を果たすのかという点は，その当時のほとんどの著者たちが関与した別の論点である。「獲得された変化の遺伝」についてのこの問題は，「フルーランスの言葉によると，一般生理学のもっとも重要でもっとも広い問題のひとつである[29]」。元来の環境で生きている種は，それが生まれたところの諸原因と状況の作用を受けるので，それの特徴の一様性と不動性は保たれる。気候や生活様式を変えられた種は変化を被るが，その変化は直ちにではなく，当の個体自身には作用しない。変化が現われるのは次世代，つまりその新しい環境条件の作用を受けながら妊娠した「所産」においてである。また環境の漸進的で連続な作用によっては，生命体のいかなる部分も変化しないし，このような環境の作用によって変化が獲得されたとしても，その変化は伝達されない。この規則は動物だけでなく人間においても，また機能的な変化や獲得された習慣だけでなく外形の変化（偶発的なものも含む）にもかかわる。獲得された特徴の遺伝とくに病理学的な特徴の遺伝についての，この非常に古い概念は，種の純粋性と固定性という概念から派生したものであるというだけでなく，創造主の天分を正当化するもののように思われる。すなわち種は，"盲"や"唖"や"白痴"や"狂"などの状態で創られたはずがない…。「悪が原則だというようなことは，種ではありえない（…）[30]」。

　モレルはいくつかの強力な概念に根拠を置いていた。彼はカトリック教徒として生物変異説を拒否しつつ病的な遺伝の原理（その起源は「太古の昔に消え去った」とルーカスは言った）は採用して，退化の概念および獲得された特徴の伝達という概念を受け入れるほかなかった。ただし彼は，遺伝の異なる形を区別した。遺伝の「通常」の法則（ルーカスの法則）は，獲得された変異が子

孫に伝達され，条件が変わると変異が元に戻りうると説明する。だから家畜動物は，野性状態に戻されると元来の基本型を取り戻して元どおりの種と同じになる。したがってモレルによると家畜化は変質ではない。その一方で，異常な状態すなわち変質は，通常の遺伝よりも「もっと深刻」な仕方で伝達される。それは基本型からの病的な偏りから生じる不可逆な堕落で，正常な条件が取り戻されても基本型へは戻れない。このような考えかたの出発点は，人間の基本型という概念である。「この一貫性がくつがえされるなら，われわれは種の変質という完璧な理論を築けなくなる。この一貫性が認められるなら，物理的な次元にしろ精神的な次元にせよさまざまな原因がどのようにして物理的な変質，知的な堕落，およびしばしばこれら両者を合わせた変異をいつも至るところで同様に引きおこすのかが容易に理解される[31]」。というわけで，病理的な意味で「退化」した人種はない。ビュフォンが退化したと考えた人種（たとえばラップ人）には，だからといって，人間性らしい本質やその人種をもっとも完全な状態にまで変えられるような本質が失われているわけではない。下等な人種とは，諸条件が満たされるなら完全な状態になれる（フルーランスは「知能が潜在状態にある」と述べた）途上の人種である。このように，「もっとも退化したホッテントットともっとも完全なヨーロッパ人」の差は「ヨーロッパ人と病的に退化した存在」の差よりは少ないだろう。

　もし生殖を基準に考えるなら，これら2種類の遺伝の違いは明白になる。すなわち人種が異なる人間同士は結婚して生殖できるが，病的に退化した人同士では生殖できない。もし病的な過程の初期にあるだけの人々が「人類社会を繁殖させられるとしても，次の世代では致命的な遺伝的伝達をするだろうという確固とした条件の下に彼等は置かれている[32]」。反対にもっとも変質した人々は繁殖できない状態にある。そこで退化した人々はつぎのように分類される。第1世代では，反道徳性，退廃，アルコールの飲みすぎ，精神的な愚鈍化；第2世代では，遺伝的アルコール中毒，偏執狂の発作，一般的なマヒ；第3世代では，ヒポコンドリーの傾向，憂鬱症，迫害観念，殺人の傾向；最後に第4世代では，愚かさ，重度知的障害，そしておそらくその種の消滅という病像が観察される[33]。したがって精神病は単純な病ではなく，遠い原因に起因し，その原因はさまざまな原因を連鎖的に引きおこすとともに獲得された変質という

病理学的な結果を生じさせ，その変質は子孫に永続して固定した不変の特徴を与える。この理由で変質に対抗する闘いは，なによりもその悪しき原因に向けられねばならない。患者自身はいったん病気になると不治ゆえにいかなる治療の対象にもならない。「有害」な人になってしまった患者は，ほかの人々から離されて精神障害者の収容所に隔離されるしかない。人類が完全な変質から逃れることができるのは，結局はその病が度を越すことによるだけである。というのは，「幸いなことに」退化した人々は不妊に陥るので，彼らが最後の段階にまでは至らないからである[34]。

　モレルが提案した変質への対抗方法は，当時のフランス医学が好んでいた「衛生学者」の運動に沿うものだった。すなわち，不衛生，極貧，教育の欠陥，用心深さの欠如，アルコールの乱飲と性的放蕩，栄養不足を減らさねばならない。これらの影響は，深刻に道徳を乱して貧困層の気質を好ましくないものに変える傾向がある。いわゆる遺伝的要素については，「病気の精液による移送」を予防することでそれらを抑えるべきである。すなわち病的な気質，悪い性癖，不品行そして偏見は遺伝の経路で伝えられるので，その血族関係を禁止し「その家庭の衛生」を推進すべきである。そのために，「精神についての請負人」としての精神科医に意見を求めるべきである。変質の「治療」は，実は結局のところ「固定され不変な神の精神法則にしたがう，精神の治療」である。聖職者，役人，医師，教師，一家の父はこの法則を使って貧困を減らし，しかしだからといって物質的快楽への欲望を増大させず，また道徳性の根源であり進歩の要因である教育を育成する義務がある。「精神病の治療は，人間という種の知的，身体的，精神的状態を向上させるためにぜひ試みるべきすべてのものと無関係だと考えるべきではない」。一言でいえば，「大衆の道徳を高める」べきである[35]。

　精神病の説明としての変質の理論は，急速に広まった。モレルの影響は英国に及び，オースティーやモーズリーのような精神科医たちは彼の著作を引用した。ドイツでは，精神病への傾向の遺伝的伝達についてのモロー・ドゥ・トゥールとモレルの着想が，グリージンガーにより厳密に踏襲された[36]。フランスでは，変質が精神病のすべてではないにしろ主要な原因だとしたマニアンの権威のせいで，変質の概念は精神科医のあいだで長く好まれ続けた。そのせい

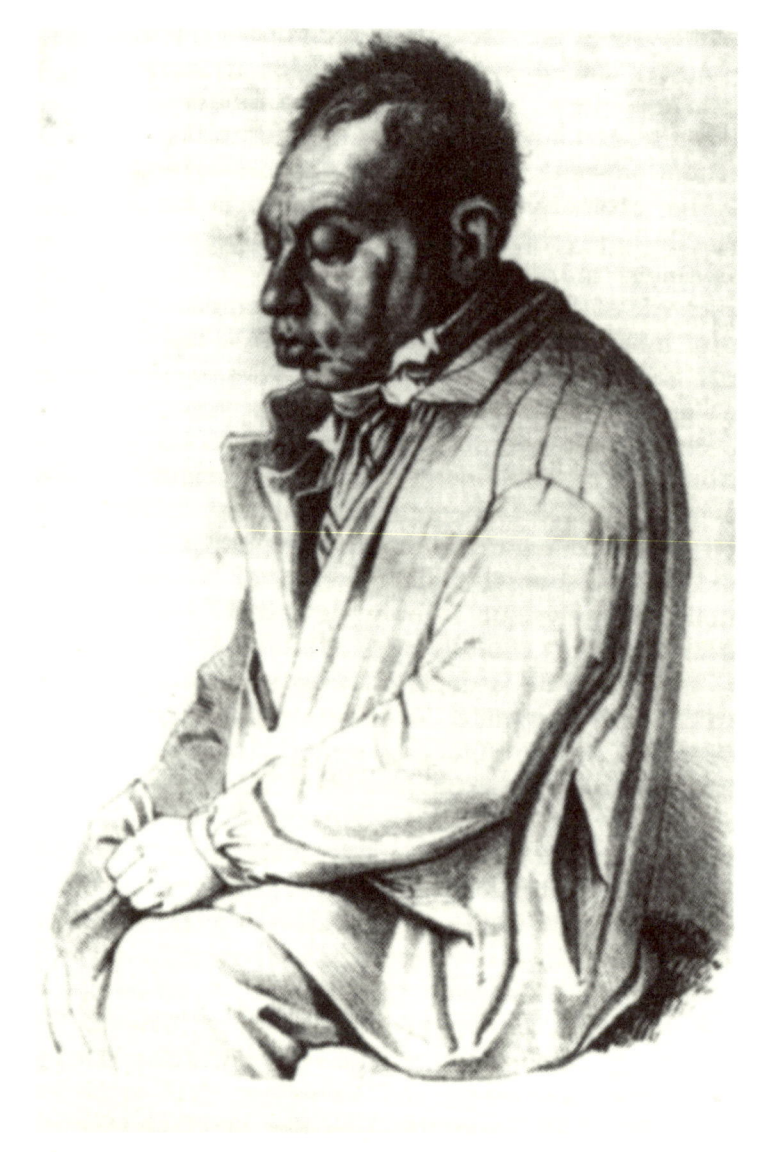

図 11. 最終の段階に至った精神の変質
モレルはその『臨床研究』のなかで，変質のさまざまな段階で出現する心的疎外の多様な様相を記述した。ここで示されているのは，「完全な愚鈍化」の病像である。(モレル, 1852 年)

で，全身マヒ，アルコール中毒，被害妄想，テンカン，ヒステリー，心気症などの患者でも，遺伝の証拠が見つけられるようになった。「衝動的な殺人者，窃盗狂，放火犯，露出狂，すべての性的異常者は，説明可能となる。すなわち遺伝がこれらすべての堕落した大脳に影響を与えており，彼らの精神状態と彼らの軽・重の犯罪行為は遺伝で説明される」。これらの遺伝をもつ人の精神状態すなわち症候群は，彼の病像の一部にすぎない。この偏愛された地面からすべての「狂った花々」が生まれでる可能性がある[37]。

　変質者の知能は，深刻な知的障害状態から論理的思考のできる人での正気の状態まで分布する。すべての知覚を失いもっとも堕落した重度知的障害は「自らの脊髄に追いやられている」が，彼らの大脳のいくつかの中枢の機能は保たれていることがあり，その場合には「部分的天才（計算や音楽などに長けた重度知的障害）」という病像が生じる[38]。重度知的障害とは異なる別の遺伝保持者では，あまり顕著ではないが似通った異常が見いだされる。それは「高等型の変質者」という新しい臨床的実体であり，知能が保たれている。「ある遺伝保持者が，学者や最優秀の司法官，数学者，あるいは政治家（…）であるかもしれない。彼らは道徳的観点からは深刻な欠陥，場違いな奇妙さ，驚くような逸脱行為を示す。これらの道徳的側面と彼らの感情や性癖が，われわれのなすべき決定の基礎となる。結局のところ，彼らの輝かしい能力は，悪しき原因すなわち本能，欲望，病的な感情といった原因に支配され，意志が十分でないためにもっとも突飛な行為そしてしばしばもっとも危険な行為をするようになる[39]」。多くの観察から，このような不均衡さが遺伝的に伝えられると証明できるように思われる。たとえば，知能は高いが均衡を欠いたある人物は，まったく理不尽な非難を次から次へとまくしたてる弁舌をその妻に夜通し聞かせて彼女を苦しめた。6〜7時間続けざまに喋ったのちに彼は満足し，その家人も寝ることができた。現在，この夜の弁舌家の娘，つまり「もっとも卓越した我が同胞の一人の妻は，病的興奮の時期には夕方8時ごろに演説をはじめて朝までやめない。彼女を非常に愛する夫は，忍耐づよく彼女の話を聞く…[40]」。「変質の遺伝」は，身体的および精神的な痕跡からしばしば早期に見分けられる。その証拠として「性欲倒錯」のある大学教授は，5歳の時から盗みの傾向を示し，ついで男の裸体への好色な興味，最後には強迫観念（刺

繡の模様を何度も数えなおす）を示していた[41]。この病気の心理的徴候である強迫観念，衝動性，気後れは，「心の不均衡」という特殊な素地の上に発達する。というわけで，同一の家族にはあらゆる不均衡が存在し，たとえある人々が「知的には天才」でも「道徳的には重度知的障害」である[42]。つまり彼らはたとえ理性的に見えようとも，衝動のなすがままなので理性的とは考えられないであろう。彼らは単なる奇人ではないが，まさに心理的な病者すなわち真の精神病患者である…」。彼らは病的遺伝の犠牲者，すなわち先祖代々の「神経病への傾向」による犠牲者である[43]。

　遺伝的「素因」と痕跡の研究は広まった。シャルコーは彼のヒステリーの症例の研究でそれらを頻繁に引用した[44]。「遺伝的変質の研究は数年来の話題になり，医師，刑法学者，人類学者，生物科学関連のすべての人々にとって，観察すべきことが無限にある[45]」。精神医学における変質の理論は，犯罪人類学の刷新と符合する。犯罪者とは患者であり犯罪は医学の領域に属するかもしれないという考えかたは，その世紀初頭にすでに述べられていたが，モレルの後には犯罪者はまったく当然のこととして変質者として位置づけられた。「犯罪者は，社会における原始的人種の痕跡である。遺伝，変質，発達の停止という現象によって，かつての野蛮人や未開人の身体的および精神的特徴が再び現れる[46]」。そのために，高等な変質者，さまざまな程度の知的障害者，一言でいえば衝動的な人々が刑務所に住まわされている。彼らの真の居場所は精神病院かもしれないが[47]。

　この変質にまつわる一連の大事件は 20 世紀初頭に終わりを告げた。非常にあいまいな「変質」という用語は問いなおされた。すでにフランス医学－心理学会における 1885 年の議論のなかで，遺伝が精神病に果たす役割について深刻な疑いが明らかにされた。ファルレとマニアンは，遺伝がすべての精神病に関わりいくつかの精神病は完全に遺伝の結果であると考えたが，コタールは彼らに反対して，親から子への病気の伝達について別の説明を展開した。すなわち観察される結果は，胎児の病気や妊娠中の母親のアルコール中毒など「誕生前」の諸原因によっても説明可能であった。「変質性の」と呼ばれたものは，おそらく「先天性の」あるいは「小児性の」ものにすぎなかっただろう。このような反対意見や，とりわけ精神医学が別の考えかたをするようになったおか

Pasque...と名付けられたヒステリックな無言症の系譜図			
父 方		母 方	
祖父	祖母	祖父	
不明	卒中のため，81歳で死亡	マヒなしに6ヵ月続いた脳軟化症により76歳で死亡	
父	伯父	伯父	母
献身的行為で死亡	自殺	半身不随	急性疾患で死亡
兄	兄	われわれの患者	
セネガルで殺される	漸進性の全身マヒ	ヒステリックな無言症	

図12．シャルコーによる「精神異常」患者の遺伝

 ここで記述された患者は「ヒステリックな無言症」という病像を示した「奇人」だった。（シャルコーによれば，立派な証明となっている）彼の系図において，大脳血管性の既往症（卒中，半身マヒ…）が何人かで，また自殺が父方の伯父で見いだされる。さらに「精神病者でしばしば生じることに加えて」，この患者は「非常に重篤な精神病の娘と結婚し，そのことによって彼は際限のない悲哀に襲われた…」。1870年代に変質の概念は，精神病理学全体に広がっていた。（1894年のシャルコーの本のなかで発表された，『男性ヒステリーに関する講義』）

げで，この理論は捨てられることになる[48]。

✕ 遺伝的天才

 いわゆる変質の理論が消え去ったからといって，遺伝論者の論拠に依存することがなくなったわけではない。精神医学において精神病を病的遺伝として説明することはあまりなくなったが，他の人々はその概念を取りこみ人類の保護と改良というより大きな枠組みのなかでそれを使うようになった。すなわち，ちょうど同じ時期に優生学者の運動が進展したのであり，これら2つの理論のあいだでの因果関係が問題にされるようになる。

 すでに見たようにモレルやマニアンだけでなくルーカスも，血縁関係を避けるようつねに勧めてはきたが，彼らが優生学的な関心を明白に抱いていたわけではない。モレルはたしかに，精神病患者数の増大，犯罪の増加，自殺や軽犯罪や財産を脅かす重罪の増加，犯罪者の低年齢化，人種の退廃に衝撃を受けた

と述べた。この時代には狂気の人やアルコール中毒や性病患者の増加によって，社会秩序が脅かされたように見えたのである（統計の改善や介護施設の改善のために見誤られている部分があるが）。ドゥウビジンが明確に示したように，この事実は19世紀のあいだずっと繰り返されてきた問題である。しかしそこで提案された方策とは，大衆の知的，身体的および道徳的状況を変えるように勧める「保存的」な性格のものだった。危険な人物を病院や「犯罪隔離所」に隔離する覚悟はあるものの，「若い変質者の訓練」を行うこと，そのときに彼らを病的な環境から遠ざけ彼らに新しい生活状況と実践的な教育を与えることが，なされるべき方策だった。もっと断固とした運動がはじまったのはずっと後のことである。それは，第1次大戦の少し前に絶頂に達した優生学の流れに影響を受けている。「変質は遺伝的に伝わるので，その拡散を制限するという非常に単純な手段が考えられる。つまり退化した人々の繁殖を防ぐのである…[49]」。「そのようにして社会に大きな負担となるこれらの屑の数が減らされる」。変質の理論は，心的疎外と精神病の原因を科学的に理由づけるためのひとつにすぎなかった。すなわち変質の理論は精神病者に対して取るべき方策を定めはしたが，社会のその他の集団や人口の全体に対する拡張された実践を定めたのではなかった。すでに見たように変質の概念そのものは，個人や種の変化を基本型からの荒廃としてとらえざるをえなかったことに起因した。

したがって優生学の起源を別のところにもとめるべきである。優生学の芽生えを見つけるためには，実は1840年頃に英国で行われスペンサー，ウォレス，ダーウィンが関与した科学的議論にさかのぼらねばならない。功利的道徳と進化論と自然選択理論が結びつけられ，それに影響されて，社会的な問題を「科学的」いやむしろ「生物学的」にあつかうように勧める実証主義的かつ唯物論的な思想が誕生するまでになっていた。フランスの科学界は長いあいだキュヴィエの「（生物）固定論」という理論に取りつかれたままだったが，英国ではライエルの地質学原理という本に仲立ちされて，ラマルクの生物変異説の着想が広がっていた[50]。ラマルクを読んでいたダーウィンは，まず1840年頃に，獲得形質の世代から世代への伝達と矛盾しない生物変異説を選びとった。個体がその生涯のあいだに獲得した習慣が最後には無意識な記憶の一種である本能になり，それが子孫に伝えられ，遂に大脳の構造を変えて遺伝性になると彼は

考えた⁽⁵¹⁾。このような説明は明らかにスペンサーに影響されたものである。そのスペンサーは生命体の，とくに大脳の変化と引き替えによってのみ生命体と環境の対応が保たれると考えていた。環境のなかで頻繁に遭遇する諸関係（神経系が生じさせる反射の起源となるもの）から，遺伝的に伝達されるような関係が精神のなかに作りだされるにいたる。「好戦的あるいは平和的な（…），独立的あるいは隷属的な人種がいることをわれわれは知っている…」。すべてではないにせよそれらの多くは共通の祖先をもつのだから，このような多様な分布は疑いなく「世代が継続されるにつれて次第に作りだされ確立され器質的になったのである⁽⁵²⁾」。このようにして社会環境への適応が進み，完全化される方向に進化が近づいていき，派生的に自由が増大し悪が消え去り幸福に近づく。

　スペンサーは1862年の自著『心理学原理』第2版のなかで自然選択の原理を取り入れるのに慎重であったが，彼は生涯にわたって，獲得した特質の伝達という概念には忠実であり続けた。じつは，彼の道徳体系の一部をなすいくつかの心理的な行為（たとえば正義感）は，その種の生存のためにいかなる価値ももたず，自然選択の着想と対立さえする⁽⁵³⁾。そこで彼はワイスマンやロマーンなどダーウィン後の確信的な進化論者と闘った。彼は1899年においても，「機能的に引きおこされた変化の遺伝が，もっとも複雑な本能のすべてを生じさせた主要な原因である…」と主張した⁽⁵⁴⁾。このような態度は，心理学者のあいだでは長いあいだ決定的だった。パヴロフにもその態度が見いだされる。パヴロフはとくに晩年には，外部の原因が行動を決めるのに排他的に作用すると主張して闘った。「ある個体が獲得した条件反射が，同じ生活条件で多くの世代が続いたときに少しずつ絶対反射になるだろうという可能性はきわめて高い。したがってこのメカニズムが，動物の機構を連続的に発達させるひとつの要因であろう」。精神病者で観察されるいくつかの変化を説明するために，「個体が生きているあいだに得た経験」の遺伝的伝達が非常に重要だと思われた。もし本当にそうなら，動物や人間の性質を積極的に変えることができるのではないかと考えられた。「モルガンさん，あなたの同意がなくてもわれわれはそれをやる。われわれは抽象的な予測にとどめることはしない」とパヴロフは主張した⁽⁵⁵⁾。植物の機能的特質に外的因子が影響することを示そうとしたミチ

ューリンとルィセーンコの「創造的ダーウィン主義」には，この決意が表われている。

　このあとの歴史は，よく知られている。すなわち遺伝学が出現すると，進化論は新たな生物学的基礎づけをされて変わった。ダーウィンの時代に根底にあったのは，環境によるあるいは器官の使用不使用による変化が次世代に伝えられることを認める「しなやかな」遺伝の考えかたであった。これとは反対に，ワイスマンの研究が各個体に固有な特徴を強調することで，固定的な遺伝の考えかたが認められるようになった。細胞核に遺伝物質がふくまれており，「ある化学的組成ときちんと決められた分子的性質をもつ物質が世代から世代に伝えられることが」遺伝の基礎である[56]。このような生殖質は世代から世代に連続して伝えられ，それはまた胎児発生の初期以来体細胞とつねに隔てられている。すなわち体細胞から生殖細胞へなにも渡されないので，体細胞を介して生殖細胞が変えられることはまったくありえない。このようにして 1885 年頃に，獲得された特徴が伝達されるという説は，科学として終了した。メンデルの研究（1866 年にはじめて出版された）が 1900 年に再発見され，1901 年にド・フリースが突然変異を発見し，1910 年にモルガンが突然変異の遺伝的特徴を発見したのちには，遺伝の完全に決定論的な特徴が強調される。

　このようにして刷新された科学が，1910 年来にヒトの遺伝的「蓄え」を調整し支配しようと目標をさだめる運動にしばらく貢献したのである。しかし真剣な遺伝学者たちは，この優生学の概念をすぐに断念することになる。「ひとつの遺伝子にひとつの特徴」という理論に代わって，潜性の概念，「健康な保持者」か疑わしい遺伝子の「沈黙」かという概念，複数の遺伝子がひとつの特徴をコード化するという概念が現れた。それぞれの受胎で生みだされる組み合わせに欠陥があるか優れているかは分からないので，完全な制御は技術的に不可能なように思われた。同時にダーヴェンポートが推進した「血統書」の考えかたは厳しく打ち砕かれた[57]。最後に（遺伝子の作用とは独立に，個体発生の過程で諸構造が現れるとする）後成説の概念が最後の一撃を与えた。なぜなら，ある個体の好ましくない特徴は，悪い遺伝子の結果なのか，生活の悪条件の結果なのか，あるいは両者を合わせた結果なのかが分からないからである。したがって遺伝子にかかわることを知ろうとする前に，まず生活の諸条件に働きか

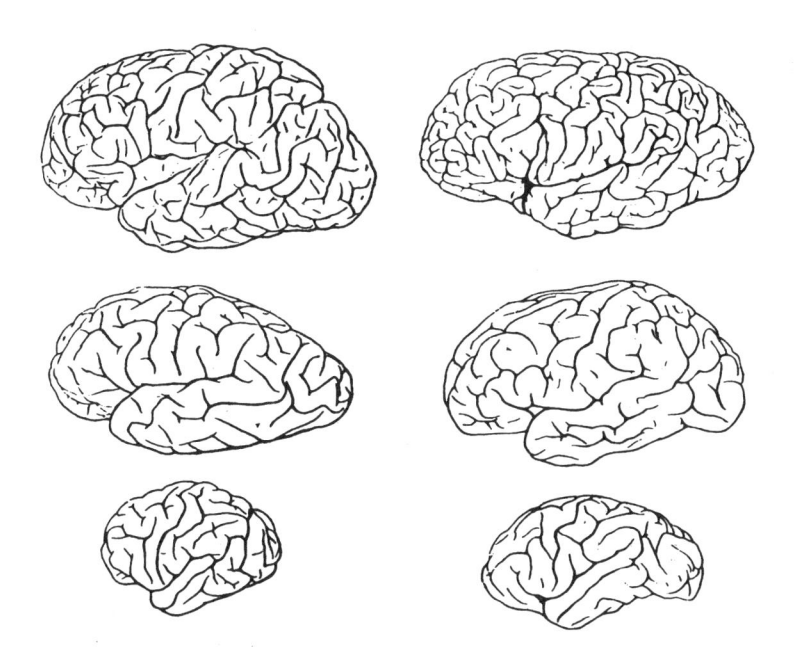

図 13. 大脳の大きさと知能。大脳左半球の素描
卓越した人間（上左：ヘルマン・フォン・ヘルムホルツ，上右：カール・フリードリッヒ・ガウス），「原始的」な人間（中左：パプア人，中右：アボリニジ人），類人猿（下左：チンパンジー，下右：ゴリラ）。大脳の大きさと重さについての比較データでこの時代に集められたものはすべて，大脳の重さと体重の間の個別的関係を考慮していなかった。この指標（大脳化の係数）が比較に用いられると，人間の被験者間の差はぼやけて消えた。（Spitzka, 1907 年）

けるべきである。その後ではじめて，欠陥があると想定される遺伝子の保持者たちに働きかけてその人々が広がるのを阻止することがありうるだろう[58]。

　遺伝学は精神的な諸能力の遺伝を正当化しなかったが，その代わりに人類学者たちがそれを強固に支えた。ヒトの個体間の差あるいは集団間の差を説明するために，生物学的な要因がずっと前から引き合いに出されてきたが，19世紀中葉における新しい出来事として，これが客観的に評定された。精神機能に関しては，骨相学者たちが重視した頭蓋骨の形態の研究が，これらの差を定量化する手段となった。そこで骨相学者たち（彼らは生得論者，したがって遺伝論

者である）は，彼らの被験者の知的能力を決めるために，頭蓋の周囲長の測定やレツィウスの関係（訳注：頭蓋の最大長に対する最大幅の比）を用いた。科学的な頭蓋学はパリで生まれた。すなわちブローカは墓地から取り出してきたさまざまな時代さまざまな地域の被験体の頭蓋容量を系統的に測定してみた[59]。その結果，男の頭蓋容量は女のものに優り，金持ちの頭蓋は貧窮者（共同墓穴から取り出してきた被験体）のものより大きく，パリ人の頭蓋はバスク人のものより大きく，現代人の頭蓋は旧石器時代人のものより大きかった…。ブローカはこのような結果が重要かどうかについて，そもそも「大脳を測定することで知能を測定する」ことを誰も考えてこなかったという理由で，慎重な態度をとりつづけた[60]。大脳の大きさと知能の程度の関係を確立しようとする試みはこれよりも衰えることはなかった。パスカルやキュヴィエのような有名人は平均よりもずっと大きな頭蓋をもっていなかっただろうか？　さらに，オーストラリアのアボリジニ人の頭蓋はアフリカの黒人のものより小さく，アフリカ黒人の頭蓋はドイツ人のものより小さい。これは「これら三人種の知的階層を非常に正確に」表わしている。したがって平均的に，そして他がすべて同じであれば，「知能の発達と大脳の容量のあいだの驚くべき関係」が存在する[61]。

　このような客観化の理想は，同時期に実験心理学において行動主義を誕生させるのに重要な役割を果たしたものであるが，「新心理学」の人々の心をとらえもした。この研究分野が職業化され，医学や工業や軍の人々から要求が出されたので，ひとつの大きな応用分野が開かれることとなった。「すべての教育者，刑務所のすべての看守，すべての医師，すべての聖職者，精神病院のすべての院長が心理学に求めるものは，まとまりのある実践的な規範である。このような人々は精神現象のずっと奥にある哲学にほとんどあるいはまったく興味がないが，彼らが責任を負う特定の個人がもつ考えかたや素質や振る舞いを改良することに彼らは非常に関心がある[62]」。彼らの（スペンサー流の）イデオロギーは「順応」や「仕事の分配」であり，そのキーワードは選択，方向づけ，そしてやがては排除であった。したがって個人がある典型に合致するかどうかを確かめるために，知能の測定がぜひ必要となった。ただ頭蓋骨の測定以外には，さらに確実な評価方法がまだなかった。さまざまな心理学研究室が初期の「心理検査」を提案した。それらは感覚閾であったり，反応時間のような遂行

能力の単純な測度だった。しかし，キャッテルはこれらの検査を学生集団に適用したものの，それは失望に終わった。すなわち（1865年以来ゴルトンが導入した）統計的手法によると，テストされたさまざまな遂行能力のあいだで有意な相関は確かめられなかった。

　このような状況のなかで，ソルボンヌの心理学教授アルフレッド・ビネは公教育省の要請に応じて，学校で遅れを示した子供たちを方向づけるために一連のテストを作りあげた。そのテストの尺度によって個人の「精神年齢」が決められ，それを実際の年齢で割って知能指数が算出された。ビネは，知能には複雑で多くの因子からなるという特徴があるので知能の計測はむずかしいと分かっていた。すなわち「知的な性質を，長さのように計測できない[63]」。むしろ彼の目的は，テストされる子供がもつ注意や意志や従順さなどの諸要素を社会的背景から切りはなされた尺度で評価することであり，その結果にもとづいて教育的努力が行われるだろうと考えたのである。ビネは，知能を第一原因としたり，固定され生得的な実体として考えることを拒んだ点で，彼の同時代人の多くとは逆の流れにいた。知能がこのようなものとして考えられることを，また知能指数が軽率に使われた場合に社会にどのような帰結がもたらされるかを，ビネは危惧した。

　ビネの危惧には根拠があった。というのも彼による知能テストと知能指数が，実際に米国という地で好まれたからである。ビネのテストはゴッダードにより英語に翻訳され，ターマンにより1916年に修正され（スタンフォード-ビネ尺度となって），個人を分類し，さらには「生まれつきの知的障害」を検出する万能の手法として広まった。1917年にゴッダードは，米国にやって来る移民の知能が「驚くほど低い」という一般的結論から「逃れることができない」と白状する[64]。だからといって彼らの入国を禁止し彼らを本国に送り返す法律を制定すべきだろうか？　彼らを保護したり，誰も望まないような仕事につかせることのほうが，有用ではないだろうか？　「結局，知的障害者たちは彼らにふさわしい場所を見つけるようになるであろう…[65]」。かくして知能テストは，社会的にも経済的にもまさしく効力があると見られるようになる。ターマンが考えたように，もし知的障害と犯罪のあいだにも直接的な関係があるならば，知的障害者の検出はたしかに社会を防衛するための第一歩となる。すなわ

ち「不品行や犯罪（…）による法外な費用を考えると、これこそが心理テストのもっとも実り多い応用のひとつだということになる(66)」。

　知能指数と社会環境の関係あるいは知能指数と出生の人種との関係という微妙な問題は、すでに頭蓋測定学の時代に議論されたものであるが、知能テストという方法がこの問題を再び取りあげさせた。知能指数の低さは、好ましくない環境での教育の結果だと考えるべきだろうか？　それとも反対に好ましくない環境にいるというだけで、遺伝的に知能指数が低いことを証明しているのでないか？　裕福な知識人であったフランソワ・ゴルトン（ダーウィンの従兄弟）は、知能について、あるいはさまざまな社会階層に知能がどのように分布するかについて多くの観察を重ねた。彼は英国の知的な家庭の血統を研究し、彼らの子孫には平均よりも知的に優れた能力を備えた人々が多いことを示した。彼はこの研究から結局は非常に月並みな結論を導いた。すなわち「両親が優れたレベルに達している場合、彼らの息子自身も優れたレベルに達するためには、ふつうの人の息子よりも有利な立場に置かれることになるであろう(67)」。ゴルトンはこのようにして、知能が生物学的な特徴のひとつとして機能し遺伝的伝達の法則に従うことを証明できたと考えた。結局「知能テストは真実を示した。学校での指導はたとえ集中的なものであっても、（このような知能指数の低い人々を）知的な有権者や有能な市民（…）に変えることはできず、彼らの無気力さは人種に由来するか少なくとも彼らが出てきた家系に固有のもののように思われる。この典型が非常にしばしばインド人やメキシコ人や黒人で見られるという事実があるので、さまざまな人種の研究を全面的に改めるように是非検討すべきである（…）。このような計画が実施されるなら、知能全般の人種間における差が、いかなる文化的事業によっても消し去ることができないほど非常に大きいことが見いだされるであろう。このような集団の子供たちを隔離し特別な教室に集めなければいけない…(68)」とターマンは1916年に書いた。

　知能指数は本質的に経験をもとに決められている。というのはこのテストの尺度はある遂行能力を測定するために選ばれているからである。知能指数は、それぞれの尺度について得られた点数の平均を示すだけであり、これらの経験的な結果を生みだす原因となった「要素」の存在をそれ自体で示すものではない。しかしこれを示すことが、知能の生物的および遺伝的な性質について何か

をいうために必要である。スピアマンは因子分析という新しい計算方法を使って，精神的能力をテストするさまざまな検査で得られた諸反応のあいだに相関があることを証拠づけることができた。もしこれらの測度のあいだに相関があるなら，それぞれの検査成績に共通な基礎をなす量が測定されたことになる。スピアマンはこの共通の因子に（「一般的(general)な知能」を表わすものとして）「因子 g」という名前をつけ，この因子が知能を決める生物的特性を反映すると考えた。その後，この因子 g という測度は知能指数と結果的によく一致することが確認され，それによって知能指数の科学的な威厳も増えることになった[69]。

　知能指数や因子 g という知能の測定手段を使って，精神的要素の遺伝について多くの研究が進展した。もっとも有名なものは，疑いなく二卵性双生児についてのシリル・バートの研究である。同一ペアをなす双生児2人（各人は遺伝的に同じ）を別々に異なった社会環境で育てることによって，彼らの知的能力の発達における遺伝的要因を環境要因から分けることができる。残念ながらこのような事態はまれである。この難点を取りつくろうために，バートはためらうことなく偽の双生児をでっち上げ，彼らの精神能力について形質遺伝論者の仮説と軌を一にするような「結果」を出版した。想像できるように，このみじめな出来事のせいでこの種の研究は長く不評を買った[70]。すでに見たように，形質遺伝論はいずれにせよ，理論としても研究パラダイムとしても，行動主義の急激な高まりに取って代えられることになる。つまり経験と学習が結実したものが，生得的な精神能力に置き換えられて行動の主な原動力となる。ずっと時代が下って1950年代の認知心理学の主張のなかに再発見される生得論においては，心理現象を築きあげるために同様の役割が同様に排他的に行われるのではない。さらに経験論のうちで時代的にもっとも新しいものにおいても，経験だけが作用するというのではなくて，むしろ環境に存在する因子と誕生時に存在する因子の相互干渉が主張される。

　知能の遺伝についての研究はゴルトン後の優生学の文脈と無縁でない。しかし，心理学において形質遺伝論が消え去っても優生学そのものは生き延びた。実際，文明化が自然選択とは逆の方向に進んだので，この考えかたは1865年以降に広まる。社会は誤って寛容な法律を作り，自然選択が普通なら除外する

はずの人々が，すなわち繁殖すると好ましくない性質を広めてしまう人々が，その法律によって保護されている。「最優秀な性質をもち精神的道徳的および身体的な観点でもっとも適応した人々を結婚で結びあわすことができたら，われわれの人種にどれほど素晴らしい効果がもたらされることだろう!」人々はその反対に，彼らの美徳だけでなく悪徳も広めており，最優秀な人々が自然選択されるのを文明化が遅らせている。優れた性質の人々を早く結婚させるように促すと同時に，好ましくない特徴をもつ人々の結婚を遅らせるべきである[71]。社会が保護している知能の劣る人々はもっとも速く繁殖する人々であり，このことによって変質者の出現は避けられなくなる[72]。ダーウィン自身も，自然選択の法則が作用しなくなったらどうなるだろうかと恐れていた。その一方で彼は，さまざまな社会階層の人々の生活状況がある意味で平衡を取り戻すだろうと考えていた。すなわち，もっとも貧しい生活をしている下層階級の人々はもっとも死亡率が高いが，その一方でもっとも天分の備わった人々は社会が惜しみなく与える教育によって有利にされる。「もっとも文明化された国においてさえ，もっとも天分の少ない人々がある程度除外されるということがつねにある。悪人は処刑されるか長期間にわたって刑務所に入れられるので，彼らの悪い性質が際限なく伝えられることはない。狂気の人やメランコリー患者たちは監禁されたり自殺する。乱暴で喧嘩早い人々は，しばしば非業の死を遂げる[73]」。

よく知られたこれらの論拠には，当然に別の対立する論拠がもちだされた。実際に，人間の精神的および道徳的諸能力を説明する進化論者の説は妥当かという論争がなされた。ダーウィン的な意味での適応には役立たない道徳意識や犠牲的精神のような特質を，実際どのように位置づけるべきだろうか? 結局それらは，人間の気高さをなすものではないか? 「生き延びること」を決定づける適性の本質を，結局は誰も知らない。その本質を結果だけから，つまりいわば生き延びるものに固有な能力として定義するのが正しいのだろうか? その反対に，生き延びること自体とは無関係に適応の基準を定めるよう努めるべきなのだろうか? たしかに産業化後の社会的状況では，知能や道徳意識の価値が高められたが，それらが「自然」選択のために価値があるというわけでは決してなかった。自然選択の理論はたしかに弁証法的な次元をもつ。すなわ

ちP.トルが言及したように，ひとたび選択された後に，動物の"社会"を完全化し継承する社会的な本能の発達が，良心や合理化の能力の発達と結びつけらることによって，自然選択という除外のメカニズムは逆転させられる。人間の連帯という融合的な倫理が展開して（…）弱者の除外に対立し，逆に弱者に役立つような扶助と保護の規則が確立される⁽⁷⁴⁾」。

　精神病のさまざまな理論はおそらく，可視的な損傷がないという事実のために，大脳の働きについてその時々にはやった考えに従ってきた。すなわち精神病を説明するものとして，分散したあるいは局在した器質的損傷，大脳回路の動作不良などが次から次へと探究され，さらにシナプス伝達メカニズムについての記述がなされた。さまざまな化学伝達物質の合成あるいは不活性化，それらの物質が作用する受容体の分子構造，特定の分子による拮抗作用や代行作用の可能性などが，新しい精神生物学が現在目指しているところである。

　心が生物学的に基礎づけられるということがもっとも強く表われるのは，病的な精神状態の遺伝的伝達という概念，あるいはもっと単純に精神的および知的能力の遺伝的伝達という概念においてである。19世紀には，はじめから変質だとされた人々あるいはその危険にさらされていただけの人々が，変質という運命的な連鎖ゆえに失意のなかに引き落とされた。大脳の堕落，したがって精神の堕落としての精神病は，彼らが社会そのもののなかでいかに生きるかという問題を長らく提起してきた。精神病がその他の病気と同列に位置づけ直されるようになったのは，この病気が普通のものとされ，新しい基準でそれが詳しく記述され，精神分析学による誤解が部分的に依存していた主観主義が捨てられたことのおかげである。その時にはじめて，遺伝的要素を含むこの病気の真の諸因子が考慮され，そうすることによって精神病が受けいれられ治療され回復が企てられる…ようになる。

　病理学的な状況という狭い範囲を越えて，遺伝的決定論は，個人の分類や選別を保証するものとして役立った。すなわち遺伝的決定論から帰結するものを，頭蓋周囲長や知能指数の測定によって評価できるのではないかと考えられた。知能や適性について客観的な（したがって主体がコントロールできない）指標を使いこなせるのだという幻想がいまだに根強い。ある心理学者は，それがど

のような意味をもつかをまったく考えずに，その幻想にもとづいて商業活動をしたのである。

おわりに

　心の科学としての心理学は，自然現象のなかに心を正しく位置づけた後によ
うやく自立することができた。その時にやっと，心の解析や分割や局在化など
の，一言でいえば系統的な研究が可能になった。心がひとつの塊（かたまり）
からなるのなら，その心は閉ざされて探究されないままであり，魂を押しのけ
て心と置き換えたつもりでもその心は魂と異ならないのであった。上記のよう
な唯物論は，すべてを初歩的な物理学の法則や方法に帰着させようとする俗悪
な物理主義とはまったく別ものである。それはまた，大脳や心あるいはそれら
両者から専門用語としての機械を作ろうとする少し前の人工知能研究だけがよ
うやく企てた機械主義のようなものとも，共通するところがない[1]。その唯物
論とは，自身の動作規則をもち，とりわけある機能を実現するよう委ねられ構
造化された「心の装置」という存在を重視することにほかならない。
　「心の装置」はどのように構造化されるのだろうか？　その機能とは何だろ
うか？　この本で取りあげられたさまざまな理論が，それぞれの文脈のなかで，
これらを解き明かそうとしてきた。すぐに気づかれるように，心の生物学的基
礎づけを考慮してきた理論以外は論外だといえるであろう。もちろん，このよ
うな関心をもたなかったり，この苦しみを味わわなかった理論も別にあった。
それらがさまざまな着想を展開させるために果たした重要性や，それらの発見
的な価値を低く見積もるわけでは決してない。しかし生物学的な決定論から逃
れたいという心理学者が正当にも感じとった欲求は，まさに生物的な現実を重
視する以外にはまったく満足されることがなかった。たしかに，人間の進化は
生命全般の進化とは別であるとか，抽象的思考や反省的意識が出現したおかげ
で系統発生の法則から逃れることができたと考えられるかもしれない。ただ
「メタ進化」なる旗印によって，形而上学への新たな依存がほんとうにおおい
隠されてしまわないかどうかは，まだ分からない。結局，身体なしに心の内的
構造や動作の諸様式を記述したとしても，それらが独立な現象として存在する

と保証されるわけではない。そのような記述がもつ危険は，もっとも良くても，妥当ではないと否定した生物的な実体の構造と規則を，不完全で偏った仕方で，しかし自ら疑うことなく記述してしまうことである。悪くすれば，それは「新たな年齢」があまり知られていない反啓蒙主義（オブスキュランティズム）に通じるゆえに，恐るべき選択であるが，物質とエネルギーという二元論をよみがえらせる危険がある。

　大脳がありきたりの機械ではないとしても，心はそれのただの生成物にすぎない。それはひとつの器官の機能である。適応の圧力のもとで，その器官とその機能は相互依存的に自らを築きあげ自らを根拠づけてきた。しかし心はその器官を越えて，その個体の生涯のあいだに心自身が変わり進歩することをまさに余儀なくさせる。「生命体の機能」が話題になったときと同じように，この「心の機能」は生物の自律性に寄与する。すなわち心の機能のおかげで，生物はその物理的環境を支配し，仲間との関係を調整し，さまざまな概念と見解の世界に自らを位置づけることができるようになる。自然の秩序に従うといっても，それは服従の関係ではない。その反対に，多くのモジュールが作用することによって心は，人間を出現させたときには重要な役割を演じた決定論から徐々に人間を逃れさせることができるようになる。自然がいくつかの新しい様相を創造するというのは，この意味においてである。心はその新しい様相のひとつである。心は，個体の発生において環境の役割を最大にし逆にいわゆる遺伝的因子の関与を最少にするという適応的戦略の過程で出現した。人間では，生物学的にそれが可能である。つまり人間は人生の4分の1に達しないと成熟できず，このあいだずっと外界の影響にさらされ続けるが，そこにこそ，まだ始まったばかりの「心の生理学」がなすべき諸課題が存在する。

　まさにこのような段階で，序章で話題にした内容と媒体の区別がもっとも妥当になる。しかしそのいっぽうで，大脳を記述し測定してもそこからわれわれは人間について何を知りうるのだろうかという疑問が生じる。大脳がすべての人々に共通な媒体だという見地に立つなら，つまり大脳の働きが情報処理の様式や認知過程に結びつく関係に注目するなら，すべてを知りうる。しかし各人の心の内容を考えるなら，何も知りえない。すなわち，主体を自然科学としてあつかうのには限界がある。科学は主体の状態に固有な認知的および感情的な不変量を記述できるだろうし，変異や個性という諸要素を解き明かすことによ

ってすべての主体が異なるという事実を説明できるだろう。しかし科学は，これらの変異や個性が各人の行動に及ぼす結果をうまく記述できない。すなわち各人が互いに異なることを科学がうまく説明できたとしても，各人がなぜそうなのかを科学はたぶん説明できないだろう。

　生物の自律性こそが，この個性が表現されるための条件である。自律性が危ういのは，人間や社会生活に関する「科学的な」すべての概念が，自律性とは相容れないことに由来する。人々をたったひとつの典型に無理やり帰着させようとする還元論的な試みの歴史を，われわれはこれまでの各章でたどることができた。社会生活の状況を整備することで行動を支配するというイデオロギーと同様に，（社会の進展に起因する「逆方向の進化」によって侵害された）「自然の法則」を修復するのだというイデオロギーは，心と身体の関係が間違って解釈されていっぽうが他方の「説明」になっていることを証拠立てている。このような誤った着想から，社会的あるいは医学的な狙いをもつ，個人あるいは集団へのさまざまな実践が生みだされた。非常にしばしばそれらの実践は，それらが提案されたときの科学的知識の状況とはほとんどかかわりがなかった。隔離され矯正され不妊にさせられ前頭葉切除され安楽死させられた惨めな人々の一団からわれわれが気づくことは，これこれの考えかたの正当性を確かめる方法がないにもかかわらず，それらの考えかたが実践に移されてしまったということである。あるいは逆に，利用可能なすべての論拠によってその誤った性格が示されたにもかかわらず，別の考えかたが実際的に使われ続けたことが思いだされる。

エピローグ

　ここに訳出された当書は，大きな研究プログラムの一環である。そのプログラムは，意識をもち考える生物とくに人間の生物学的発現のひとつとして心が存在するのはなぜかを解き明かすことを目指している。そのような試みは新しいものではなく，この本の目的はそれを示すことにある。心の科学としての心理学と生物の科学としての生物学は，当初から複雑な関係にあり続け，一方が他方を大原理の名のもとに支配しようとしてきた。すなわち生物学にとって心理学的説明はすべての科学的な説明に固有の決定論にそぐわないと思われたので，生物学は心理学的説明を拒否した。その反対に心理学にとって心の働きの生物学的な説明は還元論的で唯物論的なように思われたから，心理学は生物学的説明を拒んだ。心理学の危惧は正しかった。というのは，生物学と心理学の関係を歴史的に詳しく調べてみるなら，心の領域で生物学が徐々に影響力を増していく諸段階が見いだされるからである。すなわち心は別々の互いに独立な諸能力に解体され，これらの能力は大脳のさまざまな領域に局在させられ，反射が心や行動の要素的単位をなすと主張されてきた。そして当時の生物学者たちは，これらを蒙昧主義に対する進歩の勝利だと考えた。これらの新しい考えかたは，その後に拒否されることになるが，その時々に医学や教育や道徳の基礎を揺さぶり社会の進展に大きな衝撃を与えた。たとえば，『心の生理学 (*Physiologie mentale*)』が到来したことによって狂気の見方が変えられ，狂気は医者によって治療されるべき精神病となった。また知識の起源についての議論あるいは大脳の発達に環境が果たす役割についての議論は，教育の方法を革新した。また遺伝の発見は法律の進展に影響を与え，有罪性や個人の責任についての考えかたが改められた。まさにこのような意味で，歴史への問いかけはたんに過去を見つめるものではなくて今日的な研究手法であるように思われる。将来を築くことを可能にする実験的研究と現在の理解を可能にする歴史的研究は，互いに不可分である。

当書で示された歴史研究は，1950年から60年にかけての認知革命の前で終わっている。この認知革命によって，心とその生物学的基体の関係すなわち心理学と生物学の関係について新たな研究手法が基礎づけられた。伝統的な区分けに由来し物理科学や生物科学や人間科学にまたがる諸学問分野が，心の記述をめぐって穏やかに集められていることが，この刷新がもつ特色である。これらの学問分野の連邦こそが，今日，認知科学といわれる流動的な集合を成りたたせている。心の新しい科学である認知科学の強みは，その位置づけが固定的ではないことである。すなわち認知科学は目標を囲むように組みたてられ，その構成はそれぞれの解決すべき問題に応じて流動的である。

　心の生理学が目指すことは，真に科学や知識の対象として心を位置づけること，すなわち明確な構造をもち同定可能な規則によって機能し自然の他の現象と断続することなく説明可能な自然の対象として心をあつかうことである。古典的な哲学は，意識や意図や表象といった概念を還元されえず自然の原因に従う説明にはよらないと一般に考えるが，その枠内ではこの心の『*自然化（naturalization）*』という試みはなしえない。反対に生物学の観点からは，心の自然化は当然の成りゆきとして展開する。それはすなわち心というものが，ある機能を実現することを目指して組織された装置として存在するのだと考えることである。生命体全体の構成における心の機能とは，個体がその物理的環境を制御し仲間との関係を構築し概念や意見の世界のなかに自分を位置づけることを可能にすることである。心はそのようにして，生物が自然の諸力から自立できるようにさせる。考える存在とくに人間は，彼らが出現したときには支配的だった決定論から徐々にに逃れられるようになる可能性を，心によって与えられる。

訳者ノート

　当書は，Marc Jeannerod 著，*De la physiologie mentale - Histoire des relations entre biologie et psychologie*, éditions Odile Jacob, Paris, 1998 の全訳である。原著のタイトルを直訳すると『*心の生理学について*』となるであろうが，原著の意義をより分かりやすく示したかったので，当書では書名を「認知神経科学の源流」と改めた。またエピローグは，訳者の求めに応じて追加されたものである。

　心は長らく心理学の対象であった。しかし，ヒトの脳機能イメージング技術が進展したいま，従来の心理学的手法では分かりえなかったことが明らかにされている。実際，心の生理学あるいは認知神経科学というべき学問分野が築かれつつある。しかし，そのようにしてどこまで心を脳科学として明らかにできるのだろうか？　しばらく立ち止まって，心の生理学の研究史をたどってみよう，というのが本書である。選ばれた題目は月並みかも知れない。しかし，ここにいたる道のりはじつに多難であったことが述べられる。

　まず，心を単一の塊（かたまり）として見る限り，心の科学はありえなかった。ガルの局在論が誤り多い恣意的なものであったにせよ，心を分割することが心の生理学を築きあげるための重要な第一歩だった。いまでは大脳局在論はあたりまえに見える。しかし心の分割には大きな抵抗があった。すなわち，われわれの直観に対応して心は単一であるに違いないという思い込みや人間の自尊心が抵抗した。実験的に局在論を確立しようとする科学の歴史自体も，平たんではなかった。たとえば運動機能を前中心回に局在させるだけでも，大きな紆余曲折があった。言語機能の局在も，簡単に進んだのではなかった。

　大脳局在論だけで十分に説明できないものが残っていると感じられたとき，人々は前頭葉（詳しくは前頭前野）にその説明されないものを局在させようとした。しかし前頭葉の機能自体も，それほど簡単に研究が進んだわけではなかった。また，十分な根拠なしに前頭葉を切除することで精神病を治療しようと

いう試みもあった。

　局在論の発展型として，連合主義が脳研究を席巻した時代があった。すなわち，局在した機能を連合繊維で連合させることで，心を説明しようとした。これはイギリス経験論の行き着く先であった。しかしどうしても連合主義だけでは語り尽くせない部分が残る。そこをメーヌ・ド・ビランは哲学の立場から突いた。また生理学の立場から神経支配の感覚（あるいはコロラリー放電）が発見され，連合主義万能論に一石を投じた。

　連合主義を別の角度から見てみると，反射万能論にいきつく。といっても反射が文字どおりにとらえられてきたわけではない。反射の概念は延長されて，調整となったり，条件反射となったりした。それでも外界によって生体が支配されるという着想に変わりはない。ある時期，反射の理論は猛威を振るった。振り子が大きく揺れたといえる。いかに反射が，そしてその背後の経験論哲学が魅力的なコンセプトであるかが分かる。

　最終章では精神医学の歴史を振り返る。精神病とは心がなにかの憑き物に取りつかれたわけではなく，それは生物的な基礎にもとづくとピネルは主張したが，その当時にはしっかりした根拠があるわけではなかった。根拠としてもち出されたのが，変質の理論だった。これは人間がサルから進化してきたという発想の裏返しであった。といっても状況証拠らしいものがあるだけだった。心とは生物学的現象だと人々にとにかく思わせたという歴史的な意義を，変質の理論に認めることはできるが。なお，ビュフォンやモレルの記述には，白人や西欧を中心にすえようとする表現があるが，今日から見ると根拠に欠けるだろう。

　このように歴史を振り返ってみると，イデオロギーに影響された心の理論がいかに多かったかが分かる。そのイデオロギーとは，心は単一であるべきだとか，心は前頭葉に局在するとか，心は外界からの入力によって形作られるとか，正常な人間を進化の頂点にすえようとする人間観であったりした。20世紀後半のイデオロギーはコンピュータだろうか。これらとは逆に，イデオロギーに支配されない科学としての心の研究がいかにむずかしいかが分かる。だからこそ，いろいろな複数の科学を統合して心を科学として研究しなければいけないということだろう。それを*認知科学*あるいは*認知神経科学*と名づけてしっかり

と研究していこう，というのが著者のメッセージであるように思われる。

　著者のジャンヌロー教授の略歴を述べておく。彼はフランス南東部にあるリヨン大学で医学と神経学を学んだ。J.P. Segundo 教授が所長をつとめるアメリカ・ロサンジェルスの脳研究所でポスドク段階を過ごしたのち，リヨン大学・生理学教授となった。1980 年代より国立衛生医学研究所（INSERM）第 94 研究ユニット・実験神経心理学研究所を率いて，ヒトと動物で視覚-運動機能を研究した。とくに，ヒトが眼前のモノを手でつかむ動作のなかにプリシェーピング（preshaping）という現象を発見をしたことで世界的に著明である。すなわち，モノに手が接触する以前から，指先の形がそのモノの大きさ・方向・予想される重さなどに依存して合目的的な形に形成される。この発見は行動の脳内表象について多くの研究を誘発するとともに，ロボット工学にまで影響を与えた。1998 年には，リヨンに CNRS 所管の認知科学研究所（Institut des sciences cognitives）を創設するとともに，自らも行動をとおして意識や精神医学の問題にまで迫る多くの研究を展開している。フランス科学アカデミーの会員に選ばれるとともに，海外の多くの大学の名誉博士でもある。

　ジャンヌロー博士の研究は，行動と結びついた脳機能という問題に集中している。つまり，目標に導かれる行為はどのように生成され制御されるのか？ 自分自身の行為を認識させ，それらを他者の行為から区別させる生理的メカニズムとは何か？ われわれの行為はわれわれの大脳にどのように表象されるのか？ といった問題である。ジャンヌロー博士は，動物での神経生理学的実験とヒトで局所的脳損傷から生じる結果の観察を結びつけるという学際的手法を使ってきた。最近では脳イメージングの手法を使って，行為と関係する心の機能を研究した。最後にジャンヌロー博士の研究で重要な部分は，心理学と現在の神経科学を歴史的および哲学的に基礎づけるという研究である。

　いまでも多くの論文を執筆するとともに専門誌の編集者などとしても活躍している。一般向けの著作として，彼は 1983 年に "*Cerveau machine*"，Fayard, Paris を著わし，それは「大脳機械論」（白揚社，1985）として翻訳出版されている。近著には，「心の性質」（"*Nature de l'esprit*"，éditions Odile Jacob, 2002），「内的な大脳」（"*Cerveau intime*"，éditions Odile Jacob, 2003）などがある。当書が認知神経科学の歴史編だとすれば，「心の性質」はその現在・未来編である。

前半では彼の考える認知科学が，そして後半では彼の最近の行動を通した脳研究が広い文脈のなかでまとめて述べられていて，非常に興味深い内容である。専門的著作としては，"*The neural and behavioral organization of goal-directed movements*"（Oxford University Press, 1988），"*The cognitive neuroscience of action*"（Blackwell, 1997），"*Ways of seeing*"（Oxford University Press, 2004, P. Jacobとの共著），"*Motor Cognition : What Actions Tell the Self*"（Oxford University Press, 2006）などがある。

　翻訳にあたって少しずつの努力を多く積み重ねた。原著を前に除夜の鐘をなんど聞いたことだろう。神戸大学・文学部の松嶋隆二先生（心理学），松田先生（仏文学），榎園久美子さん（心理学）には，いろいろとお世話になった。とくに榎園さんの鋭いコメントに刺激されて，原稿をいっそう練り上げることになった。編集を担当されたナカニシヤ出版の宍倉由高氏，山本あかね氏にも感謝申し上げる。

注　釈

第1章
(1) 大脳局在の歴史については，Hécan et Lantéri-Laura, 1977 を参照のこと。イコノグラフィについては，Clarke et Dewhurst, 1975 を見よ。
(2) Soury, 1899, p.497 を見よ。
(3) 骨相学の歴史については，Lantéri-Laura, 1970 を参照のこと。
(4) Gall et Spurzheim, 1809.
(5) Gall et Spurzheim, 1809. Soury, 1899, p.497 以下も見よ。
(6) ガルが作ったリストは 27 個の機能からなっていた。1. 生殖本能。2. 子への愛。3. 愛着と友情。4. 自分自身と自分の所有物への防衛本能。5. 肉食本能と殺人傾向。6. 策略，繊細さ，技量。7. 所有物を意識すること，けち，盗みの傾向。8. 思い上がり，尊大さ，自尊心，権威愛。9. 虚栄心，野心，名誉愛。10. 慎重さ，将来への配慮。11. 物事の記憶。12. 空間的関係の感覚。13. 人物の記憶。14. 単語や名詞の感覚，あるいは言語の記憶。15. 話言葉のセンス，すなわち語学の才能。16. 色割合のセンス，すなわち絵画の才能。17. 音のつながりの感覚，すなわち音楽の才能。18. 数量的関係のセンス。19. 建築物の力学のセンス，すなわち建築の才能。20. 比較における聡明さ。21. 精神の奥深さ，すなわち形而上学的精神。22. 辛辣な精神，機知に富んだ精神。23. 詩的才能。24. 親切，好意，穏和，同情，感受性，道徳感，良心，正義感。25. 模倣能力，物まね。26. 神と宗教的感情。27. 毅然とした態度，粘り強さ，根気，不屈。
(7) Gall et Spurzheim から引用。このあたりについて Soury, 1899 から多くを引用している。Gall の考えかたのこの側面を Soury がこれほど強調したのは，偶然ではない。Soury はフランスにおける優生学運動を創立した一人だった。
(8) この論争については，Riese, 1936 を見よ。Lantéri-Laura, 1970 も見よ。
(9) Lamarck, 1809, p.156 Soury, 1899 に引用されている。
(10) Gall et Spurzheim, 1809。ここで対象にされているのは，あきらかに帝国男爵の Cuvier である。
(11) たとえば Hécaen et Lantéri-Laura, 1977 ; Spillane, 1981 を見よ。
(12) 基本的に F.Tiedemann の研究が重要である。この点について Finger, 1944 を見よ。
(13) J.-C.Reil, L.Rolando, F.Arnold とくに L.P.Gratiolet による研究の成果。
(14) Soury, 1899, p.506 に引用されている。
(15) Baillarger 1840. p.152
(16) Id., pp.178-179
(17) ミエリン鞘発生の分野での決定的な研究については，Meyer, 1981 を見よ。
(18) Haeckel については Mayr, 1982 を見よ。

(19) 皮質白質の連合繊維束については，とくに J. Dejerine が詳細に記述した。
(20) Von Monakow, Mourgue, 1928.
(21) ローランド溝の前にある「中心前」回には，外にはない特徴が見られる。すなわちその第5層には巨大錐体細胞があり，その4～5個が巣状に集まっている。Betz はこれらの細胞が，皮質のこの領域の生理学的機能を解剖学的に基礎づけるとした。
(22) Bailey, von Bonin, 1951 を見よ。
(23) 少しずつ薄切りをしていって摘除するという Flourance の方法は，すべての器官を一度に損なわせるので，大脳を局在化する研究には適さないと，Gall 自身が指摘した。
(24) Flourens, 1824 を見よ。
(25) Fritsch, Hitzig, 1870.
(26) Ferrier, 1876.
(27) この議論は後でも再びなされる。Meyer 1981 を見よ。
(28) この事実は，Vogt によりオナガザルで，また Holmes と May (1909) により (Sherrington と共同で手術された) チンパンジーで十分に詳しく確認された。
(29) Holmes, May, 1909. Wiesendanger, 1981 の中の解説を見よ。
(30) Phillops ら 1984; Spillane 1981 を見よ。
(31) 正常人で大脳活動を記録する新しい技術（電気的なあるいは代謝の脳マッピング）が導入されることで，これらの考えかたのいくつかが大きく変えられるようになったことに注意しよう。とくに，病理学的に破壊されると欠損症状を生じさせる皮質領域が，対応する機能を正常に作用させたときに活動する領域とほとんど同じだということがこれらの技術によって示されるので，障害（局在される）と機能（局在されない）という区別は失われることになる。
(32) Ferrier, 1878, pp. 476-477.
(33) Morgan, 1982 を見よ。
(34) Penfield, 1947, pp. 16-17.
(35) Hécaen, Lantéri-Laura, 1977 から引用。
(36) Ferrier はなんども Jackson の恩に感謝した。皮質のいくつかの領域の運動性機能を確立するとともに一側の大脳による痙攣の現象を合理的に説明したのが Jackson の功績であることを Ferrier は認めた。
(37) この文章は，Foerster によって「Jackson 講義」のなかで引用された。Foerster, 1936 を見よ。
(38) Jackson, 1873.
(39) 生物学会の記念すべき論争の過程で Charcot は，大脳局在の存在を否定した Brown-Séquard と激しく対立した。Claude Bernard が議長を務めた 1875 年 11 月と 12 月の会議において，Brown-Séquard は裏づけの証明として，皮質損傷に引き続いておこるマヒが実際は大脳から脊髄への「停止反応」によるのだと証明しようとした。彼は「断固とした態度で，大脳局在理論を」拒絶した。すなわち「損傷によっては決して機能は破壊されない。大脳が原因のマヒは，大脳葉の損傷された部位の興奮に起因する停止の現象である」。彼は，内包が破壊されても半身マヒがないという臨

床所見があると述べた。Charcot は実験生理学のもっとも偉大な教授であることを宣言しつつ、大脳損傷の座を正確に決められなかった時代になされた古い所見は認めなかった。Brown-Séquard は自分の見解に留まった。

(40) Charcot et Pitres, 1878, p.362 を見よ。この著者たちは，この現象が 1827 年いらい Bravais により記述され出版されていたことも想起せずにはいられなかった。この問題については J. Gasser, 1995 p.56 以下を見よ。

(41) 1875 年 5 月 15 日の Le Progrès médical によると，Betz の研究についての Charcot の講義には不正確なところがいくつかあった。Charcot の言葉によると，Betz は半球表面を Roland 溝を境界とする 2 つの基本的な領野に区別した。すなわち前部では灰白質は大きな錐体細胞が優勢なことで特徴づけられるが，後部では顆粒細胞層が大細胞に優る。Charcot の結論は，「とくに言及に値する前頭部分は，巨大錐体細胞の部分とりわけ運動細胞の部分だとよべるだろう」というものであった。しかしこの結論は，頭頂回の前部を含むという彼の運動野の定義とは矛盾していた。この点については，あとで再び議論される。運動の局在化について Charcot がなした研究は，Pitres とともに 1877 年から 1883 年にかけて実質的に絶えまなく出版された一連の著作として残されている。Pitres は 1895 年すなわち彼の先生の死後 2 年目に，これらの著作に含まれる着想やデータを再録し要約した単行本を監修し出版することになる。

(42) 1875 年 5 月 15 日付の Le Progrès médical, p.351, 352 のなかで記された講義による。

(43) 同じ頃に Charcot は催眠についての研究を始めた。ヒステリー患者でのマヒ（とくに腕の単マヒ）の所見は，この病理を生じさせた損傷の座と性質について議論を引きおこした。「疑いなく，この場合に神経中枢の損傷がひとつ存在する（…）。私が思うにそれはマヒと反対側の大脳半球灰白質，より正確にはその腕の運動野に損傷があるにちがいない（…）。しかし，器質的に焦点をなす破壊的な損傷がそこで問題になっているのでは決してない（…）。それは疑いなく，われわれの現在の解剖学的な検査方法ではとらえがたい損傷であり，やむなくそれをダイナミックな損傷あるいは機能的な損傷という名称で呼ぶように決めた」。Charcot,『神経系疾患についての講義』(1890 年，第 III 巻, pp.315-343) の中の 1885 年 5 月講義。Charcot (1984) に再録。

(44) Charcot, Pitres, 1877, p. 113.

(45) Id., 1878.

(46) Id., 1879, p. 127.

(47) 単マヒの所見についての講義は Charcot と Pitres により出版され，それによるとほとんどの場合に頭頂回の全部あるいは部分を含む損傷が前頭回にも大きく広がっていた。

(48) これの反映を，Gowers がロンドンで 1886 年に出版した代表的で影響力のある教科書に見いだすことができる。

(49) この点に関して，1881 年のロンドンでの会議に出席して，Ferrier がサルで運動野を損傷した効果を示したのを見た Charcot の逸話が思いだされる。その時に半身マヒのサルを見てヒトでの損傷の結果と似ていることに驚かされた Charcot は，「これ

は患者だ！」と叫んだ。Spillane, 1981 を見よ。
(50) Betz, 1881, p. 429.
(51) 1900 年に Van Gehuchten の代表的教科書はそれを「Charcot の運動野」つまり「中心前回，中心傍小葉および前頭回に近接する部分の灰白皮質」に対応する領野に局在させた。Brazier, 1978 も見よ。
(52) Munk, 1881. Soury, 1899, p. 1098-1119 を見よ。Meyer, 1978 の解説を見よ。
(53) Horsley, Schaefer, 1888; Beevor, Horsley, 1890. Young, 1970 を見よ。
(54) Cushing, 1909。O. Foerster ついで W. Penfield の研究は，このような記述を追及することになる。神経科医における運動野についての概念およびそれを感覚野と分離することがむずかしいとの見解がいかに進展したかについて，Déjerine は 1914 年に出版した神経系疾患症候学概論のなかで跡づけた。大脳性知覚消失の症候学についての章において，彼はまず運動中枢と感覚中枢が皮質の同じ領域を占めることを示した(Charcot の)解剖臨床法について述べた。その当時は長らく，運動性と全身の感覚性と筋肉感覚が皮質で同じ場所に局在すると認められていた。しかし彼は「皮質レベルでの運動中枢と感覚中枢が錯綜しているからといって，それが長いあいだ認められてきたものと同様でないことが今日では確実である。感覚野は運動野よりも広がっており，運動野との境界を前の方で越えるとともに頭頂上行回に広がる。一方，運動中枢は前頭上行回だけに集まる」と詳しく述べた（Déjerine, 1914, p.914）。しかし Déjerine は前頭上行回について，それがまったく運動性の領野かどうかと自問した。つまり前頭上行回を摘除した後の半身マヒで，筋肉感覚や触角による空間定位や立体認知感覚の障害がともなうが，触角や痛覚や温度感覚の変化はもたらされないと確認した Horsley の所見を，彼は思いだしたのである。そこで，感覚性の障害はまったくともなわない半身マヒが観察されるはずだ，と Déjerine は結論した。
(55) Bouillaud, 1825, p. 16.
(56) Ibid., p. 19.
(57) Ibid.
(58) この議論については，Riese, 1936 を見よ。
(59) ルボーニュは 1861 年 4 月 18 日に死後解剖され，彼の大脳は Dupuytren 博物館に預けられ，ずっとそこに置かれている。
(60) Broca, 1861, p. 89.
(61) Fodor, 1983 を見よ。Gall の過激な見解を考えるなら，J. Fodor による「新骨相学」への明白な言及はたしかに度をこしている。
(62) この議論は衝突にまで移行しそうになる。「失語症の問題についての訂正」（"La Press médicale", 1907 年 1 月 12 日）という P. Marie の論文はその事情をよく表わしている。「Déjerine 氏は私が彼に返答しなければならないようにさせた。それを望んだのは彼のほうである」。P. Marie は，「観察が本当に意味することとは反対のことを示すかのように観察を歪める」べきではないとして，ごまかしだらけの敵を辛辣に非難した(Lhermitte st Signoret, 1982 を見よ）。
(63) Broca, 1865, p. 113.
(64) Ibid., p. 114.

(65) この点について，Hécan et Dubois, 1969 が集めたさまざまな文献を見よ．
(66) Geschwind, Levitsky, 1968 を見よ．
(67) Wernicke, 1874.
(68) 右半球の機能に関する問題は，左半球「優位」という事実のために非常に長く無視されてきた．それが解剖臨床法で扱われるようになったのは，ようやくごく最近のことである．Bain（1941），Zangwill（McFie et al., 1950），Hécan（Hécan et al., 1956）の研究によって，空間定位という特殊な障害をもつ右半球症候群がようやくひとつの確固としたものになった．

第2章

(1) Munk, 1881.
(2) このような観察から分かることは，局在の理論についての議論のあいまいさと，局在論者あるいは反-局在論者の見解が科学的というより「イデオロギー」的な性格だというあいまいさである．J. Soury は Goltz について，「局在の理論を軽蔑するこの人物，つまり Flourens のこの後継者が，Gall の弟子になってしまうなら最悪だ！」と皮肉をこめて述べた．
(3) Hitzig, 1874.
(4) Ferrier, 1876, pp. 464-465.
(5) Ibid., pp. 231-232.
(6) Ibid., p. 286.
(7) Ibid., pp. 462-463.
(8) Ibid., p. 464.
(9) Ferrier 自身は，運動抑制と注意の関係についての仮説をすぐにあきらめることになる．1886 年に出版された大脳の機能第 2 版では問題にされてもいない．Macmillan, 1992 を見よ．
(10) 1888 年以来に行われ，1895 年に英語の本のなかで報告された Bianchi の実験は，複数のイヌと 12 匹のサルで行われた．Bianchi, 1895 を見よ．
(11) Bianchi 1895 を見よ．
(12) Bianchi, 1895, p.522．前頭損傷の結果は，初期の実験的研究いらいずっと，神経機能のもっとも基本的な要素に向かって退行するというジャクソン的図式を基本的に用いて説明された．じっさいに，機能の喪失（たとえば注意の喪失）を表わす欠損的現象と，階層的（および解剖学的に）にさらに上位のシステムによりふつうは抑制状態に保たれている機能が解放されることを示す陽性の現象とが，その損傷によって生じるように見えた．Bianchi は欠損的障害を強調し，Ferrier は解放による障害を強調した．Jackson については，第 3 章を見よ．
(13) Jacobsen, 1935 ; Jacobsen et al., 1935.
(14) このテストに別のいくつかのテストが加えられた．たとえばさらに長い遅延の後に，食物をおおうカバーの空間位置を交代させて，動物は「正」の刺激が右か左かを覚えなければいけない（遅延交代タスク）．Harlow は，動物にあるひとつの対象物を見せ，ある遅延の後にその対象物をふくむ多くの対象物を見せるという「遅延サン

プル照合」タスクを導入した。
(15) Pribram et al., 1952 を見よ。
(16) Steegmann, 1962 を見よ。棒が大脳を貫通した跡が最近に再構成された。両側性だが左優位に前頭葉の腹内側領域が損傷され，Broca 領域と運動皮質は無傷なことが確認された。(Damasio et al., 1994 を見よ)。
(17) 1940 年代に K. Goldstein はこれらの要素をつぎの 3 項目に分類することを提案した。つまり知的障害（注意の喪失と散漫さ，全体の諸要素を理解してその全体を意味あるものにみなすことの困難）；感情の障害（しばしば社会的しきたりを失わせる多幸症）；記憶障害（最近の事象の忘却）である。Goldstein, 1944 を見よ。
(18) Lhermitte, 1982, p. 102.
(19) Ibid.
(20) Glees, 1961.
(21) Feuchtwanger, 1932.
(22) Lhermitte, 1929, p. 114.
(23) Brickner, 1934.
(24) Goldstein, 1944.
(25) Luria, 1966 を見よ。
(26) Shallice, 1988.
(27) Ghent et al., 1962.
(28) Fuster, 1980.
(29) Penfield, Evans, 1935.
(30) Esslinger, Damasio, 1985.
(31) Ballantine, 1988.
(32) Rylander, 1939 から引用。
(33) この言葉は，1936 年の Moniz と Lima の著作，おなじく 1936 年の Moniz による単行本のなかにはじめて現われた。
(34) Moniz, 1936a, p. 13.
(35) Ibid, p. 16.
(36) Ibid, p. 29.
(37) Freeman et Watts, 1942。1950 年と 1954 年のあいだの毎年に英国において精神外科的な目的で行われた数千例の手術のうちで，標準白質切除術は半分をしめた。(Chorover, 1974 を見よ)
(38) Freeman, 1971.
(39) 神経外科医たちは白質切除術をうけた自分の患者たちの経過を，しばしば短期間の術後経過について，あるいは大ざっぱな分類にもとづいて評価したが，それらはあてにならない。また（Freeman の患者たちの場合のように，とくに最初の徴候が表われるとすぐに手術を受けた患者については）統合失調症の診断を確定するために使われた基準は一般的に正確ではなかった。(後述)
(40) Mirsky, Rosvold, 1990.
(41) Scoville, 1973 を見よ。一般的な解説としては，Rylander, 1973 を見よ。

(42) Spatz, 1937.
(43) Knight（1960）は一連の眼窩皮質下部切断術 330 例を発表し，Ballantine et al.（1967）は前部帯状回切断術の例を報告した。
(44) Delgado（1969）の著作を読むと，この危険さがはっきりと分かる。
(45) Delgado（1969）の本を読むと，この危険が確かなものだと分かる。
(46) BBC が 1972 年夏に放送した「精神外科をいま終わらせよ」。
(47) 1972 年 2 月 24 日と 3 月 30 日の『議事録』。伝説的時代の精神外科を回顧的に判断するに際して，とくに強迫神経症の場合に否定しがたい成功をおさめたことも考慮すべきである。より含みのある判断については，Partridge, 1950 と Valenstein, 1986 を見よ。
(48) L. Daudet, *Les Morticoles*, pp. 331-332.
(49) Burkhardt は最初の「精神外科医」だとみなされている。Joanette et al., 1993 を見よ。Diering and Bell, 1991 も見よ。
(50) Corkin, 1980 を見よ。

第 3 章
(1) D'Alembert, 1763, p. 19.
(2) Lepape, 1994, p. 85.
(3) J. Mill, 1829 Boring, 1950, p. 223 で引用されている。
(4) J. S. Mill, 1873, p. 109. Mill の生育と彼の諸概念について詳細の多くは，この自伝に負っている。
(5) J. S. Mill, 1843.
(6) Young, 1970 を見よ。
(7) 感覚論への批判や，感覚を経験論的に単純に解析することを越えて心の真の現象学を考えるために感覚論は不適切だという批判について，Cassirer, 1932 を見よ。
(8) J. S. Mill, 1843. Boring, p. 230 に引用された。
(9) J. S. Mill, 1873, p.130. しかし Mill の連合への信頼は，一過性の鬱（1826 年秋）のときに揺さぶられた。そのとき彼は，感覚を解析するという習慣が，感情を衰えさせたり美徳のような情念を腐敗させたり熱望を破壊させたりしがちなことを見いだした。彼は「きちんと装備され舵を備えているが帆がない船で座礁してしまい，美徳に喜びを見いださず何の興味ももてなくなった…」かのようだった。そのときに彼は「外界の状況を秩序づけることをほとんど排他的に重要視する」ことをやめ，Coleridge（訳注：19 世紀前半のイギリスの詩人）などのロマンティックな詩を読むことで慰めを得ようとした…（p.132 を見よ）。
(10) J. S. Mill は，貧しい人々を助けるときには「最低の魅力」の法則を尊重すべきである，つまり助けられる人の状況を労働を与えられている人の状況よりも魅力的にしてはならない…と明確に述べた。
(11) Spencer, 1907, p. 122.
(12) Spencer, 1851, p. 294.
(13) Spenser は彼の『心理学原理』第 2 版（1872 年）において，すなわち Darwin の種の

起源（1859年）を読んだ後で，獲得された性質の遺伝という彼の概念を，ダーウィンの理論が有利になるように変更した（この点について，第5章を見よ）。
(14) Spenser は非常に早くから骨相学の影響を受けた。彼の『自伝』（1904年）によると，彼は12歳のときに Spurzheim が行った講演に出席し客観的な頭蓋診断学という方法に興味をもった。この交流いらい彼は，仕事の分配および機能局在という着想をいだきつづけることになる。
(15) Spencer は，Bain がその『感情と意志』（Bain, 1859）という著作のなかで「心の博物誌」という理想を達成しなかったとして，彼を非難した。そのためには，さまざまな動物種において，またさまざまな人種において比較するという方法で感情を，また幼少期から成年までのさまざまな段階での連続性をしめすために感情の発達を検討すべきだったであろう。ここでわれわれは心理学の生物学的な考えかたを明らかに見いだすことができる。それは，この後にダーウィンの著作に影響されつつ確立されることになる。またそれは，魂が身体から切り離された原理だとする合理論者の心理学に終りをつげるものであった。
(16) James, 1932, pp. 4-5. イタリックは James による。
(17) Spencer が彼の体系のひとつの基礎とするために，当時はやっていた反射の概念を当時の生理学から取り入れたのは驚くべきことではない。彼は，単純な反射が連合によって複雑化されて，本能を作りだしたり，餌食をとらえたり捕食者から逃れるという適応的な行動が達成されると考えた。つまり，Bell と Magendie の法則を大脳全体に拡張すべきである。Spencer のこの主張は彼の友人 T. Laycock の主張に反映された。Laycock は1845年に，「大脳は反射動作の法則に支配される，その点で大脳は神経系の他の神経節細胞と異ならない」と主張した（Jeannerod, 1983 を見よ。さらに後ろの部分も見よ）。
(18) この考え方は Spencer にいつも存在し，彼の『社会学原理』のなかでとくに詳しく述べられた。
(19) James, op. cit., pp. 7-9.
(20) Bain, 1861. この考えかたはイギリスの心理学担当講師だった Th. Ribot によりフランスに引きつがれた。
(21) Bain はドイツの Johannes Müller による「生理学的」心理学派で鍛えあげられた。Jeannerod, 1983 を見よ。
(22) Bain, 1855.
(23) Jackson の考えについては，Young (1970) の基礎的な著作を見るとよい。
(24) 神経心理学が学問分野として組織化されたのは最近である。この言葉自体は，精神病と大脳の関係についての科学をさし示すために W. Osler により1913年にはじめて使われたようである。この新しい学問分野を最初に教えた人は疑いなく，1937年に Harvard 大学の神経心理学教授に任命された L. Lashley だった（Bruce, 1985 を見よ）。フランスでは H. Hécaen がそのいくつかの初期の研究機関を設置するために決定的な役割を果たした。ひとつの重要な段階は，神経学と心理学と精神医学の境界における「神経心理病理」の諸問題のために年次のシンポジウムが1951年に作られたことである。Hoff, Potzl, Jung, Zangwill, Oldfield などの参加者を得てこのシン

ポジウムははじめはヨーロッパのものだったが，北米の研究者たち（H. L. Teuber, D. Denny-Brown, A. Benton, B. Milner）がグループで参加すると急に国際的になった。この会議で議論されたテーマは，はじまったばかりの神経心理学の計画を代表するものなので，それらについて考えてみるとおもしろい。初期の集会でのテーマとして，「失読症」，「大脳の優位性」，「体性認識の障害」，「失語症と言語学からの観点」，「コルサコフ症候群」，「幻視」，「半側と両側の大脳傷害の結果の比較」などが見いだされる（Zangwill, 1984 を見よ）。さらに *Neuropsychologia*（神経心理学）という雑誌が誕生したのは，この会議のひとつにおいてである。最初の編集委員会には Hécaen の名前のほかに D. Denny-Brown, C. Faust, A. R. Luria, K. Pribram, H. L. Teuber, O. Zangwill の名前が見られた。*Neuropsychologia* は 1963 年に，神経心理学の他の重要な雑誌である *Cortex*（皮質）と同時に，創刊された。*Neuropsychologia* の序言はこの分野の創立の辞のようなものだが，そのなかで編集者たちはつぎのようなひとつの定義を試みた。「神経心理学という名前のもとに，臨床神経学者，精神科医，心理学者，心理生理学者，神経生理学者に同時に興味をいだかせるような，おもに皮質が関わる神経学の特定の領域をさだめることができるように思われる。この分野には，高次の精神活動とくに言語や行為や知覚の障害が関わる。もしこれらの病気のいくつかをヒトで明白に研究できないなら，動物実験は基礎的メカニズムを解明し大脳機構の様式を確定することを通してヒトの病理を理解するための重要な要素となる」。

(25) ある百科事典の *Gehirn* についての文から。Freud, 1888.
(26) Wernicke, 1874, p. 33.
(27) Gasser, 1955 を見よ。
(28) Geschwind, Kaplan, 1962 を見よ。
(29) Geschwind, 1965 を見よ。
(30) Missa, 1993 を見よ。
(31) Bell, 1826, Phillips, 1986 に引用された。Jones, 1972 も見よ。
(32) Bell, 1826. 運動に由来する感覚として考えられた筋肉感覚という着想は，J. J. Engel により 1802 年にはじめて定式化された（Scheerer, 1987 を見よ）。
(33) Even, 1983 に引用された文章。
(34) *Mémoire sur la décomposition de la pensée.* Voutsinas, 1975, p. 68 を見よ。
(35) 「心理学」という言葉をはじめて使った人々の一人だった Maine de Biran は，観念学派の運動と密接に関係していた。観念学派とは，概念形成の科学に興味をもった思索者たちが自らに与えた名称である。Lavoisier が物質の要素を発見したように，観念学派の人々は精神の要素を見つけようという「分子的な」野望を抱いていた。彼らのなかには，Cabanis, Destutte de Tracy, de Gérando, そしてユニークな J.-M. Ampère がいた。Biran は Cuvier や Royer-Collarad も知っていた。Biran と定期的に集まっていた Royer-Collarad は，Biran の著作を読んで批評した。Ampère 以外のほとんどの人々は，Condillac や Locke の感覚論の側にいた。もはや「魂」をではなく「主体」を探し求めた Biran は，Descartes の二元論に代表される合理的な心理学から経験論的な心理学に移行しようとたえず考えていた。彼にとって「われ思う」の

明証性は「考えることを感じる」という事実にあるが，一方でDescartesは「感知の明証さ」（われ思う）と「理性の明証さ」（ゆえにわれあり）を混同した。Voutsinas, 1975, pp.56-57を見よ。
(36) 「もし私がMalebrancheなら形而上学は神学と同じに見えるだろう，もし私がStahlなら形而上学は生理学と同じに見えるだろう」（Mémoire sur la decomposition de la pensée）。
(37) *Rapports des sciences naturelles avec la psychologie.*
(38) *De l'aperception immédiate.* Maine de Biran, 1907, p. 143を見よ。
(39) *Mémoire sur les rapports du physique et du moral chez l'homme.* これはまさに，運動皮質を刺激された人が感じるものである。
(40) Maine de Biranは存命中にほんの少ししか出版しなかった。彼の著作のもとになっているのは，彼の死後にとくにV. Cousinにより1841年に収集された手記である。
(41) Bain, 1855. Lewes, 1879に引用された。
(42) Grüsser, 1986。J. Müllerと神経支配の感覚については，Scheerer, 1987を見よ。
(43) Helmholtz, 1867, pp. 245-246.
(44) Lewes, 1879. この解析はMaine de Biranのものに非常に近い。Ross et Bischof, 1981を見よ。
(45) Brodal, 1973も見よ。
(46) Duchenne de Boulogne, 1855.
(47) Jackson, 1875. しかし，幻肢の運動感覚にはその基部の筋肉収縮が伴っていて，薬理学的作用でこの収縮を抑えるとその感覚が消えることが後に示された（Henderson et Smyth, 1948）。
(48) James, 1890. この問題についての論争は激しかった。とくにその論争でWilliam JamesがWilhelm Wundtと対立した（Wundt, 1863。これについてRoss et Bischof, 1981を見よ）。何人かの著者たちは，これらの理論のどちらかを全面的に支援した。たとえばWallerは，筋肉を起源とする求心的過程だと考えられている筋肉感覚は何ら直接的な証拠にもとづいておらず，運動中枢により作りだされたエネルギーにもとづく感覚という仮説を退けられない限り，筋肉感覚が末梢に起源をもつとは認められないと主張した（Waller, 1891）。
(49) Sperry, 1943, 1950.
(50) Von Holst et Mittelstaedt, 1950. この著者たちが彼等のモデルに用いたサイバネティックス的な形式は，当時の人々を支配した関心に対応している。

第4章

(1) Whytt, 1751.
(2) Canguilhem, 1954を見よ；Jeannerod, 1983.
(3) これが有名な*Ruckenmarkseele*（脊髄の魂）である。Pflüger, 1853を見よ。感覚神経の刺激により生じる（したがって反射回路による）運動が，運動神経の単純な刺激による運動よりもずっと複雑だという観察も，Pflügerの基礎にあった。
(4) Lewes, 1877.

(5) Lotze, 1852 を見よ。Lotze については, Boring, 1957, pp. 261-270 を見よ。
(6) Lotze. Fearing, 1970 に引用されている。
(7) Sherrington, 1906 を見よ。この著作は，反射の生理学を理解するための重要なステップとなった。Sherrington の生育と経歴については, Liddell, 1960（とくに第4章＜Sherrington とその時代＞を見よ）。
(8) Canguilhem, 1964, p. 303.
(9) Canguilhem, 1965, pp. 126-127.
(10) Pflüger, 1877.
(11) Magnus, 1924.
(12) この装置は，他の様式や他のシステムに一般化可能な制御モデルを予見させる。1868 年に C. Maxwell が記述したところによると，ほとんどの調速機は制御対象の機構に直結した回転装置であり，遠心力を介してそれが機構の動きに作用した。その装置の一部分は振り子からなり，それは回転速度が上昇したときに回転軸から離れた。最も単純なタイプ（＜抑制機＞）においては，振り子は固定された円形の箱のなかに置かれていた。振り子は遠心力の作用を受けてその箱の内壁を擦りつけることにより，運動を遅くするブレーキの役目を果たした。したがって回転への抵抗は，速度に直接に依存する分だけ増えた。機械の過回転を防ぐために考案されたこの種の装置は，速度を抑えるためには使えたが，使用者が決めたある値に速度を保つためには使えないという意味で調節機の能力がなかった。「しかし遠心力で動かされる部分が機械に直接に作用するのでなく，速度が基準値以上であるかぎり抵抗を連続に増加させ速度がこの基準値以下ならその作用を逆転させるシステムを始動させるなら，たとえ原動機や抵抗力が変動しても調節機は速度を同一の基準値にさせるであろう」と Maxwell は的確に述べた（p.271）。このような調整能力のある装置が『ガバナー』であった。『ガバナー』にも遠心力で動かされる振り子が備わっていたが，振り子が接触する部分は固定ではなく，摩擦がほんとうに必要になったときに現われるようになっていた。この部分が動くとブレーキが締まり，ついでブレーキが直接的に原動機に作用した。反対に遠心力が弱まったときには，振り子による摩擦はなくなる。つまりその部分は戻りバネの作用によって元の位置に戻り，ブレーキがゆるめられる。すなわちこの仕組みには，遠心力が増えたときに原動機の速度を抑える作用と，遠心力が減ったときに原動機の速度を上げる作用の2つがあった。フィードバック機構のはじめての形式化は，1879 年の Lincke にまでさかのぼる（Henn, 1971 を見よ）。
(13) とくに Grmek, 1967 と Sinding, 1989 を見よ。
(14) ここで引用した Claude Bernard の文章は，すべて *Leçons sur les phénomènes de la vie*（1878）からとった。
(15) Ibid., p. 113.
(16) Ibid., p. 114.
(17) Grmek, 1967, p. 145 に引用されている。
(18) C. Bernard, 1878, pp. 121-122.
(19) Ibid., p. 124.

(20) Ibid., pp. 115-116.
(21) Canguilhem, 1965 (*Le vivant et son milieu*).
(22) Frédericq, 1885. Cannon, 1932 に引用されている。
(23) Cannon, 1932. この著作のタイトル『身体の知恵』は, 1923 年に出版された Starling の著作のタイトルと同じである。Sinding, 1989 を見よ。
(24) Cannon, 1932. 仏訳では p. 230.
(25) Ibid., p. 175.
(26) Cannon, 1932 を見よ。
(27) Cannon, 1932, p.248. W. Cannon の恒常性をさきがけとして, N. Wiener のサイバネティックスが現われる。1948 年に考えだされたこの言葉は, 環境世界からの自律性についての理論を意味する (Wiener, 1948 を見よ)。Wiener によると, 機械の調整はあらかじめ決められた動作ではなく現実の動作にもとづくべきである。最適値からのずれを感じとる装置が現実の動作を評価し, フィードバックによって修正機構の作用を開始させる。「周囲世界の諸変動のなかに置かれた機械が有効に動くためには, その機械が働き続けるもととなる情報の一部として, それ自身の動作の結果についての情報がそれに伝えられなければならない」(Wiener, 1954, p.28)。しかし Claude Bernard がすでに予測していたように, そしてとりわけ Cannon が考えたように, 環境世界へ開かれたシステム, つまり別のいいかたをすると自分自身の調節を確かなものにするために環境世界を必要とするシステムにしか恒常性は適用されえない。隔離されたシステムは, 平衡状態すなわち画一化に, あるいは規則的な構造を犠牲にして乱雑さに向かいがちである。活動的で生命ある機構は組成をもち, その機構は自然がカオスに向かおうとする一般的傾向からその組成を守り保つ必要がある。「宇宙は全体として荒廃に向かおうとするが, 宇宙の一般的変転とは逆に変転するように見える局所的な飛び地が存在し, そこでは組成を増大させる限定的で一時的な傾向が現われる。このような飛び地のひとつに生命は避難先を見いだす」(Wiener, 1954, p.12)。
(28) Canguilhem (1965), p.143「*Le vivant et son milieu* 生物とその環境」を見よ。
(29) Goldstein, 1934, p.96 を見よ。ここで Goldstein はあきらかに von Uexküll を参照している。
(30) Goldstein, 1934, p. 96 を見よ。ここで Goldstein はあきらかに von Uexküll を参照している。
(31) K. Goldstein, 1934, p. 76.
(32) Ibid., p. 99.
(33) Ibid., p. 28.
(34) Ibid., p. 76.
(35) Fearing, 1970 を見よ。ところで人間はほとんど無意識ではないか…? Charcot, Janet ついで Freud が無意識活動の重要性を発見すると, 意識は複雑な連合や心的活動の属性でも根拠でもないという考えが強められることになった。つまり秩序づけられた行動は意識なしに主体が気づかないままになされうる。反射の理論への反対者はこと欠かなかった。Wundt は, 反射とは随意的運動が降格させられたもので

あり，それらが「意図的」に見えるのはもともとの意図が反映されているからだと考えた。彼は，反射という言葉を一般化して心的活動を説明することに反対し，皮質反射という概念を拒否した。Tichener にとっても，第一の行為は随意的であり二次的に反射に降格する。いくつかの反射的運動では感情が現われるが，このことはそれらの運動が意識的運動に由来したのでなければ理解できないであろう。McDougall にとって，反射は画一的すぎるので生命体全体を説明できない。ゲシュタルト心理学も機械論的かつ原子論的な心理学に抵抗した。ゲシュタルト心理学者によれば，生命体とは自動的に調節される集合体で，その秩序はあらかじめ決められた手続きによってではなく，生命体と環境のダイナミックな相互作用によって保証される。

(36) Richet, 1888.
(37) Fearing, 1970, p. 232 sqq.
(38) 精神医学においては Griesinger が，大脳は「反射的行為の広大な中枢」でありまた高次の精神活動は下位の神経学的活動から分化したものであるがまさに反射弓という原理で動作するという考えにもとづいて，心理現象の理論をきづいた。しかし Griesinger は感覚と運動衝動のあいだに「付随的な」領域，つまり連合をもとに構成され心的表象の全体を形成する知能を位置づけた。これらの表象には，身体全体に由来し身体が動くように駆り立てる感覚（とくに飢えの感覚と性的欲求）が備わっているので，これらの表象はおのずから行為に変容する傾向があった。これらの表象は，まず意識の漠然とした動きを生じさせ，ついで到達すべき目標に関する観念が生じ，最後にはその観念が明確になって筋肉に作用を及ぼす。ときどきにその他の観念と連合しつつ，もっとも強い観念が作動する。複雑な観念が形成され，それが支配的になると，自我が形成される。大脳の病気が生じると，これらの平衡が破壊されて狂気が生まれる（Griessinger, 1984. 第5章を見よ）。
(39) I. Setchenov はドイツの生理心理学学派で育てあげられ Helmholtz と Du Bois-Reymond の弟子であったが，また Claude Bernard のもとにも滞在した。彼は 1863 年に『心理過程の生理学的基礎をきづく試み』という題の著作を出版したが，その表題はロシア帝政派の検閲で拒否されたので変更され，最終的な表題として『大脳の反射』が採用された。Setchenov の理論の基礎にあったのは，Herbart の形而上的で主知的な諸概念の批判と，彼によれば心理の固定的な因果関係に至ってしまい主体の環境への適応を考慮できなかった Wundt の独断的な経験論の批判であった。Setchenov については M. Jeannerod, 1983, pp.60-64 を見よ。Masucco-Costa, p. 35 sqq も見よ。
(40) 1906 年にロンドンでなされた講演。Pavlov, 1977, p.55 を見よ。
(41) Pavlov は消化の分泌についての研究により，1904 年にノーベル賞を受賞した。彼が「精神的分泌」を発見したのは，これらの研究の過程においてだった。
(42) 1906 年にロンドンで行われた講演。Pavlov, op.cit., p.58.
(43) 同じときに Bechterev も，生得的で単純な反射と，個々の経験で獲得される「神経精神的な」反射にもとづく「心理反射学」という着想を発表した。Masucco-Costa, 1977 を見よ。

(44) 1906年にロンドンで行われた講演。Pavlov, op.cit., pp.59-60.
(45) Pavlovは，獲得した特性が遺伝的に伝えられるという説を採用していた。彼の考え方はMitchourineやLyssenkoなどの遺伝学者に影響を与えた。Masucco-Costa, 1977, p.92を見よ。
(46) Saint-Pétersbourgでのロシア医学会でなされた報告。In Pavlov, op.cit., pp. 95-96.
(47) 1912年にSaint-Pétersbourgで行われた講演。Pavlov, op.cit., p.184.
(48) Moscouで行われた発表。Pavlov, op.cit., p. 217. K. Lashleyのようなアメリカの同時代人たちとは違って，Pavlovは大脳局在論には反対ではなかった。しかし彼は大脳の働きの解剖学的で静的な側面よりもそのダイナミックな側面を重視した。
(49) ロンドンで行われた講演。Pavlov, op.cit., p.70。条件づけは内観に置き換えられるようになり，実験者は動物と「コミュニケーション」できる—その動物は自分の精神的動作の状態を実験者に「伝える」—ただしこのコミュニケーションは完全に客観的であり意識という要請はいらない。
(50) ロシア医学会での報告。Pavlov, op.cit., p. 91.
(51) Pavlovのこのような態度は「行動主義者，社会的心理学者，社会心理学者，犯罪学者，そして精神科医の攻撃的および防衛的武装化に役立つことができなかった」とFearingは正当にも考えた（1970, p. 284）。
(52) E. Astratian, 1953を見よ。この本は，この偉大な学者の弟子の一人によるいじらしいほどの賞賛である。
(53) Kornilovなど何人かの著者たちは，アメリカの行動主義と非常に似ていた。将来を自ら支配でき外界の圧力だけに屈するのではない「新しい人間」の創造や，「社会主義者の社会」の創造を成し遂げようとするマルクス主義者の心理学へ立ち戻るのだとの名目で，彼らは批判された。
(54) 1928-1929年以降になされたこのような議論は，Masucco-Costa, 1977, pp. 123-133で再び取りあげられコメントされた。唯一で同じ現象のうちで，その主観的側面を精神が構成し，その客観的側面を大脳が構成する（Nagel, 1987を見よ）として，大脳－精神活動の「二重側面性」というこの着想が最近ふたたび取りあげられたことに注意しよう。反射メカニズムという決定論に代わるものを求める（人間性の未来についての漠然とした「意識」という形での）このような目的論的な関心は，行動についての同じ頃の多くの考えかたに見られる。
(55) Fearing, 1970に引用されている。
(56) Deweyによる「機能主義者」の心理学は，じつは教育の心理学を目指していた。「どのような反応にはどのような刺激か？」と問うならば，適切な刺激を提示し良い調整をもたらすことにより，あれこれの好ましい反応を導きださせるだろう。
(57) この新しい方向性に，ダーウィン流の考えかたがなかった訳では決してない。ダーウィンの直弟子であるG. Romanesは，「動物」心理学を導入するのに重要な役目を果たした。進化の法則によれば動物の心理現象と人の心理現象のあいだに断絶はない（Boringは「心的なミッシングリンクはない」と述べた）から，動物の研究は人を理解するためのひとつの手段であるにちがいない。したがって行動から意識にさかのぼろうとするのは無用であり，向性や反射のような行動を機械的に説明するこ

(58) Paicheler, 1992, pp.218-221 を見よ。
(59) Watoson, 1913. 仏訳は Paicheler, 1992, p.277 sqq を見よ。Dewey の弟子の Watson は Bechterev の客観心理学と反射学一般原理に強く影響された。
(60) Watson, 1924.
(61) Watson, 1913.
(62) Watson と Rayner, 1920。その後に多くの著者たちが非条件刺激として，大きく不快な騒音や弱い電流の刺激さえも使って，Watson と Rayner による子供での実験を再現しようと試みた。このような方法によっては誰も条件づけられた恐怖を引きおこせず，Watson が提案した感情成立のモデルは疑いなく単純すぎたと結論された (Harris, 1979 を見よ)。Watson は自分の子供たちを自分自身の原理にそって育てた。この教育は失敗だったと思われる。運命のいたずらか，彼の2人の娘は何年ものあいだ精神分析家の世話に頼らざるをえなかった。Watson の実験心理学における経歴は早くして閉ざされた。離婚，そして Albert 坊やについての論文の共著者だった Rosalie Rayner との再婚による精神的圧迫に屈した彼は，1920年に Johns Hopkins 大学を去らねばならなかった。彼は広告会社で第2の成功をおさめた。G. Paicheler (1992) は，成功と失敗を伴った彼の生涯を記述した。p. 207 sqq を見よ。
(63) Richards, 1987, p. 506 に引用されている。他方で Watson は流通の広い雑誌に論説を書いた。たとえば「あなたの赤ん坊が喋りだす前に，科学はその赤ん坊が将来たどるべき道を決められるだろうか？」*New York American Sunday Magazine*, 8 January 1922.
(64) Skinner, 1966. Skinner については Boring, 1957, pp. 650-651 を見よ。
(65) Skinner, 1966.
(66) ここで Skinner は系統発生的な側面に言及しているが，一連の偶発が引き続き強化を生じさせることにこの側面は帰着されるとした。あれこれの好ましい行動の自然選択の後には，強化による選択がある。行動主義者のすべてのイデオロギーはこの理論に由来する。
(67) Skinner, 1966.
(68) Skinner, 1931.
(69) Skinner, 1957.
(70) Pavlov の第2信号系。
(71) Skinner, 1972, p. 249。「われわれは自律的人間を追い出してしまったが，彼は善意をやめた訳ではない。彼は後陣の闘いを導く…」。Ibid., p.30。
(72) 50歳の行動主義, Skinner, 1963 所収。行動主義について Boring, 1957, 24 章を見よ。行動主義を和らげたものは，Holt の弟子 J.-J. Gobson による「生態学者」の心理学を仲立ちとして存続した。
(73) Skinner の著作についての反響の大きい分析のなかで, N. Chomsky (1959) は行動主義者の説にある諸矛盾をあきらかにした。何かの行動が反応ならば，何に対する反応なのか知る必要がある。しかし Skinner がオペラント条件づけでしばしば刺激が検出されないと考える場合に，刺激は結局何なのか？　行動主義者にあたえられ

る反応以外によっては刺激は定義されないとすれば，行動主義者は行動の体系的説明をじつは何らなしえなず，その場合にもしその行動が刺激への反応から成りたっているとしても，生命体がなしとげるほとんどのことは行動でないという矛盾に行動主義者は直面する。この問題の典型例は，ある音楽の一部を聞いたときに「モーツアルトだ」という語を発音するという行動である。Skinnerによるとこの「反応」は，「モーツアルトの」音楽というこの「刺激」がもつ非常に特異的な性質に依存する。しかし椅子を見てわれわれが「椅子だ」と言うとき，ある物体の椅子という特異的な性質にわれわれは反応しているのか？ その場合にこの理論の説明力はどうであろうか？ Chomskyによると，Skinnerが客観性という口実で使う反応の「力」や反応の「生起確率」といった用語は「注意」や「興味」など通俗的な言葉をたんに言い替えたにすぎない。同様な論理の循環が，帰結による言語の強化という説明にもやはり見られる。すなわち音楽家が自ら演奏したり作曲した音楽を聴くことによって強化されたり，画家が自ら描いたものを見るときに強化されるように，話す人々はそれを聞くときに自分を強化することを喋る…」(Chomsky, 1959, p.37を見よ)。音楽家が自ら「愛する」音楽を演奏するということと，話す人が自ら「望む」ことを話すのは異なるだろうか？ ある命令への反応は「侵害的な」帰結（罰）を避けることで強化されるだろう。しかし，Chomskyが言及したように，たとえば「金をだせ，さもないと殺すぞ」というような帰結が必ず侵害的であるような命令への正しい反応を，一度も殺されたことがないならばどうして知りうるだろうか？

(74) あきらかにここでは「認知」心理学が問題になっている。ただ，心理学がその概念体系の基礎に反射のモデルを位置づけたときに，Freudが心理メカニズムについてある理論的文章を書いていたことを述べても無駄ではない。この「計画」とは，大脳科学の範囲でFreudの諸概念を統合することであった。ニューロンという当時新しかった概念を使って彼は，いくつかのニューロン（*psi* ニューロン，すなわち受容器や効果器と直接には接しない中枢のニューロン）ではそれらを通過する電流（その「量」）を他のニューロンよりも阻止しやすいという機能モデルを作った。この性質は，いくつかの *psi* ニューロンを他のニューロンから分離する「接触障壁」（シナプスの概念と非常に近い概念である）の透過性がより低いことに由来する。しかしこれらの接触障壁が繰り返し疎通されるとそれらは選択的に透過性になる。Freudによると，*psi* ニューロンの過剰な充電は「不快」や「苦痛」の原因だと思われ，それを避けるために，彼はいくつかのメカニズムを思い描いていた。つまり，放電する過程が反対に快をもたらす。*psi* ニューロンの放電は運動ニューロンの方向になされ，そのようにして *psi* ニューロンの充電を引きおこした原因を正確に抑制するための動作を起動させ，かくしてシステムに休息がもたらせる。Freudの全般的な仮説によると，*psi* ニューロンの充電は「イメージ」（熱望された対象のイメージ）で生じ，放電過程によってその対象に至ることができるようになる。熱望した対象が実際に得られると「満足」が生じる。この行動モデルは反射のモデルには依存していない。反対に，到達すべき目標の内的イメージ（熱望された対象のイメージ）をきづきあげ適切な行動を起動させることができるという「表象的な」シス

テムについて，初期の記述のひとつがこのモデルでなされている。当時の状況から借りてきたものでもっとも顕著なものは，（ニューロンの概念と「シナプス」的な透過性の概念のほかに）システムの自己調節を引用したことである。すなわちシステムの「満足」におうじて機能が自動的に調整される。その他の影響のうちで気づかれるものとして，当時ひじょうにはやっていた「イメージ中枢」の概念に影響されたことがある。この概念によると，皮質のさまざまな領域に蓄えられたイメージ（特に運動のイメージ）の呼び出しによって多くの心理的機能が説明される。このあとの認知心理学では，内的表象という概念に依存するメカニズムの多くの例が生みだされた。Freud のこの文章は 1895 年に書かれたが，1950 年になるまで知られず出版もされなかった（Freud, 1895 を見よ）。したがってこの文章が重要なのは，著者の考えかたを理解するために役立つという点だけである。といっても，この時代にも反射の理論に代わる理論が存在したことが，この文章から示されている。この問題に関する議論については Hochmann と Jeannerod, 1991 を見よ。

第 5 章

(1) Foucault, 1961, 1963 を見よ。
(2) Pinel, 1978. Pinel のこの著作は 1818 年まで版を重ねた。
(3) 1822 年の Bayle による。
(4) 「しかしそのときに，形而上学についての無数の本はどうなるのだろう？」と Pinel は皮肉った。大 Falret は形而上学者でなかったが，その後にモノマニーという概念を批判した。彼自身それを観察した訳ではないが，Esquirol の過ちとは結局，諸機能の完全な分離という心理学の理論を乱用しそれを何から何まで精神病理に移しかえたことにあるとした。
(5) Moreau de Tours, 1845, p. 397。
(6) これらは，医師であり革新的な理想を抱く社会的キリスト教徒でありまた協同組合と労働組合の創立者でもあった P. Buchez の考えである。彼は，『キリスト教と進歩の観点から哲学を完全に論説する試み』（1839-1840）の著者である。
(7) Buchez, 1854, p.187 を見よ。
(8) Ibid., p. 189.
(9) Flourens, 1844。この仮説は，Buffon による『二重人間 (l' homme duplex)』の理論を再構成したものだと考えられる。Buffon は，「われわれがわれわれの自我を自己観察するなら，われわれは 2 人の人格に分離されるように思われる。理性的能力を表わす第一の人格は第二の人格を叱責する」と述べた（Flourens, 1850, p.268 から引用）。Flourens という二元論者は，このような着想に納得できなかったのである。すなわち Flourens は，Buffon の著作についての書評のなかで，「Buffon のいうような二重の原理は，人間の内にはない。『人間の内部』は二重ではない。心も魂もひとつである」としてこの理論の「間違いを正し」た。Flourens, 1850, p. 268 を見よ。
(10) Magnan, 1892, p. 111.
(11) Ibid., p. 145.
(12) Dowbiggin, 1993, p. 155 を見よ。

(13) Morel, 1857 を見よ。
(14) Genil-Periin, 1913 を見よ。
(15) たとえば Leuret は Heinroth の一節をつぎのように引用した。「狂気（…）は肉体的原因には決してよらない。それは身体の病気ではなく心の病気であり，ひとつの罪である。考える我つまり魂は遺伝にはよらないから，狂気は遺伝ではなく，そもそもその可能性がない」。Leuret, 1840 より引用。
(16) Genil-Perrin, op.cit., p. 53。これらの欠点のいくつかは，Morel の特異な生育が原因である。帝国役人の息子として Vienne（オーストリア）に生まれた彼は，Saint-Dié の司祭（Dupont 神父）のもとで育てられ，一時期は信徒だった。社会的キリスト教の神学生で Lamennais の賛美者としての彼は，パリで医学を勉強していたあいだに，友人であった P. Buchez の影響を受けた。精神病院の院長になった彼は，自分の所管の改革者として行動をおこし，病院の解放や自宅での介護の実践を推奨した。彼の考えかたとは，全身の医学と直接に関係づけられた精神医学であり，また人類の歴史と関係づけられた「人類学的な」医学の考えかたであった。彼は精神科医たちを，「精神主義」派，「身体」派（彼によると大部分がこれ），「選別」派（彼はここに所属）に分けた。Morel の独断的な思考は衝撃的だったかもしれないが，「Dupont 神父の弟子として，また Buchez の友人としては驚くべきものではない」と Genil-Perrin は述べている。
(17) Roger, 1963. p.544 を見よ。
(18) Ibid., p. 546.
(19) Buffon, 動物の歴史；Roger, 1963, p. 549 で引用されている。生命体物質の特異性についてのこの議論（「生気論, vitalisme」）は，動物機械の動作（たとえば神経系による運動の生起）を説明しようとする同時代の議論のなかにも見いだされる。Claude Bernard により反論されるまで，これはほぼ一世紀のあいだ優勢な説明であった。
(20) Buffon, 1749。1971 年版, p. 304 から引用。
(21) Ibid., p. 270.
(22) Ibid., p. 320. 特別な人類（単一起源論）とは，創造説（créationnisme）の基礎のひとつである。
(23) Ibid., p. 207。この理由から Buffon は反奴隷制度という流れに異を唱えた。
(24) Lucas, t. 1, pp. 23.
(25) Ibid., I, pp. 66-67。（当時は Lamarck に代表された）変異説への明白で決定的な反論が，後に再検討することになるが，フランスにおけるこの科学の状況で重要な事項のひとつである。
(26) Ibid., I, p. 147.
(27) Ibid., I, p. 61.
(28) Ibid., I, p. 463。人間においては知的能力だけでなく悪徳や犯罪への傾向も遺伝で決められる。Lucas は，犯罪の直接的原因のほかに「生命体の生来の衝動を調べるようつねに立ち戻るべきだ」と詳しく述べ，「受刑者の道徳的および精神的家系」についてのカード箱をつくるように提案した。
(29) Flourens, 1841, p. 12。たしかにこれらの問題は，もともと影響力のあった多くの著

者たちにより，そして最初には Flourance により引き継がれた．
(30) Lucas, op. cit., t. II, p. 509.
(31) Morel, op. cit., p. 11.
(32) Morel, op. cit., p. 34.
(33) Morel, op. cit.
(34) Dowbiggin, 1991 ; Carol, 1955 を見よ．
(35) Morel, op. cit., p. 344.
(36) Griesiger は，1845 年に出版された精神医学の最初の本格的な論説の著者である．それはまた生命器官論者の最初の著作である．Griesiger, 1865 を見よ．
(37) Magnan, 1893。序言 p.IX を見よ．
(38) Ibid., p. 110.
(39) Magnan, 1886, pp. 116-117。精神機能のモジュール性についてのひとつの極端な形！
(40) Magnan, 1886, p. 116.
(41) 変質の多くの痕跡が記述された．すなわち眼底の異常，耳たぶの癒着（Blainville），尿道裂症，足指癒着症，奇形足，大きな出目（Gall）。Camper の顔面角，頭蓋容量などいくつかの測定が提案された．
(42) Magnan, 1892。p. 150 の変質の表を見よ．
(43) Magnan は多くの例を報告している．すなわち「母はヒステリー，兄弟は頭痛」，「突飛な家族：父は幻覚をもちウサギの毛皮で顔を拭く；長く結婚を拒否していた妹は，あるとき高齢で醜いコメディアンと結婚したがる；兄弟は落ち着きがない」，「集中的な病気の遺伝」，「飲んべいな父親」，「メランコリックな父親は自殺，母方の叔父と叔母は知的障害」，「母親は精神異常，父方の大伯父は自殺，祖母は就寝中に狂気発作，妹はヒステリー，非常に感情的でマスターベーションをする双生児」，「性的放蕩の父親，ヒステリーの母親，テンカン性アプサント中毒の祖父，アル中の大叔母」．高等な変質者は，この世紀末における芸術文芸界の人々の心をとらえた．Max Nordau の『変質』（*Entartung*, Berlin, 1893，1894 に仏訳）という大あたりした本は，フランスの精神科医たちの研究，とくに Magnan の研究から着想を得ていたが，道徳心の欠如，無為症，妄想傾向，「書記狂」になった当時の作家たちの神秘主義を厳しく非難していた．画家たちについては，「変質者とヒステリー患者の視覚障害についての Charcot 学派の研究」を思いうかべるなら，点描派や印象派という彼等の極端さをただちに理解できる（Drouard, pp. XI - XII のなかで，R.H.Guerrand が引用）．
(44) たとえば Charcot, 1984 に集められた Charcot 講義を見よ．
(45) Magnan, 1887, p. 219
(46) Genil-Perrin, op.cit., pp.221-222.
(47) しかし Magnan は犯罪への自然的素質に関して慎重な態度をとり，たとえばイタリア人の Cesare Lombroso など他の人々のように犯罪に隔世遺伝が関わるとは認めなかった．じつは Magnan によると，人格は諸段階をへて作られていき，その際に神経的基体の発達が心理的作用レベルの出現を決める．まず乳児は延髄の作用によって本能的に感情を表現し，ついで大脳の他の諸領域が発達すると外界の事象と複雑

に関係できるようになる。そのときに役立つのが大脳の後部領域である。最後に調節中枢が発達して理性的な随意的行為ができるようになる。「これらは異なる3段階ではなく、ひとつの同じ機能の進展における3段階である」。「神経の、狂気の、あるいは祖先のアル中の遺伝という事実によって、あるいは犯罪行為への自然的素因ではなく、病理的欠陥つまり大脳機能に障害をもたらす変性によって」変質が生じる。「じっさいあるときは過敏状態の中枢が病的に引き起こす欲求や本能を調節中枢が押さえられなくなり、またあるときには反対に調節中枢自体が不安定になるのでいつものように本能的現象を規制する（…）冷静さが失われる」(Genil-Perrin, op.cit., pp.246-247)。つまりいわゆる「犯罪への素因」自体は，変質した遺伝の一種である。

(48) その後，変質という着想は Kraepelin の著作ではぼやけ，病理の確かな要因ではあっても分類の基準としては役にたたなくなる。

(49) Genil-Perrin, op.cit., p. 247。Genil-Perrin は当時の他の多くの著者たちにならって，Ada Jucke の子孫の有名な系譜を引き合いにだした。19世紀初頭に死亡したこの女性は，アル中，浮浪者，そして泥棒だった。75歳のときにこの女性の直接的な子孫は834人を数え，そのうちの709人の経歴をたどることができた。すなわち106人は私生児，142人は乞食，161人は売春婦，76人は犯罪者でそのうちの7人は殺人者，最後に64人は公的な慈善で生き残えた。政府はこのすさまじい家族のために総計6250000フランを費やした。

(50) Lyell, 1830-1832

(51) Richards, 1987, p.94 sqq, Darwin ははじめには，環境の影響下で獲得された形質が遺伝で伝達されると確信していた。彼が Lamarck の「不合理」を告発したときに非難したのは，環境に適合しようとする個体で生じる「意志」の努力がこの伝達に影響を及ぼすにちがいないとする Lamarck の考えかたであった。よく知られているように Darwin の遺伝についての考えかたはこの後に変遷して，Malthus の著作を読むようになる。『種の起源』(1859)には，進化理論の基礎をなす3つの原理が含まれている。すなわち変異の原理（同一種の諸個体はまったく同じではない），遺伝の原理（変異は個体から個体に伝えられる），自然選択の原理（いくつかの変異は適応に有利であり，それをもつ個体を生存させやすくする）である。Darwin はまた Spencer の影響も受けた。すなわち「有利な変異を保存しやすくするこの原理にたいし，人間がなす選択との関係性を示すために，私は自然選択という名前を与えた。しかし，M. Herbert Spencer がしばしば使う"適者生存"という表現がさらに適切であろう」。Darwin, 1859 を見よ。

(52) Spencer, 1862

(53) Darwin は Spencer の正しさも認めた。彼は道徳観という概念を重視し，適応的価値のないいくつかの特質もやはり存続するだろうと考えた。それは「自然界での愛他主義」のひとつだと，彼は考えた。

(54) Richards, op. cit., p. 294.

(55) Masucco-Costa, op. cit., p. 93.

(56) Weismann, 1885. Mayr, 1982, p. 647 に引用されている。

(57) Jukes のみじめな子孫についてはじめて報告したのは，Davenport である。Darrow は，彼らを Mayflower の牧師の子孫である Edwards の子孫と対比させた。彼の子孫は 40000 人と推定され，そのうちで 600 人（1.5％）だけが，好ましい教育条件の恩恵を受けたとはいえ，注目すべき成功の段階まで達することができたようである。Richards, 1987, p. 516 を見よ。

(58) Jennings, 1930, p. 250。Richards, 1987, p. 515 より引用。ヨーロッパでは優生学者の運動は 20 世紀初頭から現われた。イギリスでは，1908 年に創立された優生教育学会が出版物を配布し，医師や看護婦のための夏季学校を組織し，政治に介入した。米国では，1920 年以前から可決されていた優生学者たちの法律が，常習犯罪者，精神未熟者，テンカン患者，精神的退化者，性的背徳者，さらには「正常の精神から著しくかけ離れた」すべての人々の不妊手術を定めた。やがて社会の脅威となり社会的に不適合になるであろう子供の出生を避けるべきだ，というのであった。いくつかの州では 100000 人の住人あたり 100 例もの不妊手術が行われた。別の州ではテンカン患者や梅毒患者や「遺伝的狂気」保持者には結婚が禁じられた。スイスでは，1928 年付の Vaud 州の法律が，「治療不可能とされた精神病患者あるいは精神障害者が欠陥のある子孫しか作れないと予想されるときには，子供の出生を防ぐためにこの人物は医学的処置の対象となりうる」と詳しく定めていた（Ehrenstrom, 1989 からの引用）。1932 年には精神病に冒された人々の堕胎を正当化する法律が加えられた。フランスでは，1912 年に創立されたフランス優生学会（SFE）が，婚前の医学的コントロールに関する法律を求めたが，1929 年から 1930 年に拒否されて，1942 年に公布，1945 年に批准となった。1930 年いらいフランス優生学会は力を失い消え去った（フランスにおける優生学については La Haye Jousselin. 1989, Carol, 1995 を参照のこと）。最後にドイツでは，1920 年に衛生民族会議が設立され，1933 年 1 月 14 日には遺伝病の伝達予防についての Reich 法に引き継がれた。この法律では，生得的知的障害，総合失調症，周期的な躁鬱精神障害，遺伝性テンカン，遺伝性の失読症や難聴，身体奇形などの症例で強制的な不妊手術が認められた。何人かの人々は，この法律が劣性遺伝病（精神分裂病はこの分類に属すると考えられていた）の遺伝子を保持する健康な人々にも拡大されるよう提案した。これらの患者が従うべき遺伝性の保健衛生にかかわる裁判は，この法律によって決定された。1934 年いらい年間 60000 から 70000 例の割合で不妊手術が行われた。その後 1939 年には別の法律が，治療不能とされた依存的患者を安楽死させる基準を定めた。Galen 司祭の公開の発言によって，これの実施は挫折させられた(Müller-Hill, 1984 を見よ)。優生学の起源と経緯については，豊富で入手しやすい資料がある。最近の著作のなかでは，Richards, 1987, Kevles, 1985, Roger, 1955 を見よ。

(59) Broca は 1858 年，つまり Darwin の種の起源が刊行される 1 年前に種の違いについての長い論文を出版した。彼は生物固定論とその関連としての変質論に反対し，生物変異論者と人類多原論者の立場を断固としてとった。「私は，変質したアダムであるよりも，完成されたサルでありたい」。(進化理論にたいする Broca の考えかたについての説明としては，Shiller, 1979 を見よ。)

(60) Schiller, 1979, p. 230.

(61) Broca, 1861。S. J. Gould は，頭蓋測定という尺度がいかに信用できない手法であるかをきちんと示した。しかしながらこの問題についての文献では，いくつかの「劣った」種の大脳が「高等な」種のものと同じくらい大きいとか，偉大な学者の大脳が小さいこともありうるとかの否定的な例とほぼ同じくらい，肯定的な例が見られる。大脳の重さではなくて大脳の重さと体重の関係を考えるなら，これらの矛盾が解決される。
(62) James, 1892, p. 148.
(63) Binet, Simon, 1905.
(64) Gould, 1981, p. 204 で引用されている。
(65) Ibid. 陸軍隊員への大規模な検査をすると，これら白人の平均値がせいぜい 13 歳より上の精神年齢であることが分かった。
(66) Terman, 1916, p. 12.
(67) Galton, 1865.
(68) Terman, 1916。Terman は自分の最期 (1937 年) にこの発言を再び取りあげてそれを非常に和らげたものにした。Gould, 1981 を見よ。「移民制限法」が 1924 年に可決された。この法律は，「偉大なアメリカ文明の根源にある北欧の遺伝的資源を危機におとしいれる，劣等な知性，原始的な文化，犯罪傾向，ボルシェビキ主義」の南ヨーロッパ人たちや東ヨーロッパ人たちの移民を抑止することを目的としていた。これに関連して Davenport は米国へ「汚れた原形質」が入り込むことに反対した。
(69) Spearman, 1904 年。Gould は心理学がこのような要素を独立させてしまう理論上の危険，すなわち知能がものとして扱われやがて独自の特徴をもちとくに固有の遺伝的起源を有するその構成要素からこれが独立なものとして考えられるという危険を明確に示した (Gould, 1981)。
(70) Gould, 1981, p. 341 sqq を見よ。
(71) Galton, 1865.
(72) これらの着想にはかなりの科学的基礎づけがなされ，大新聞をとおしていくつかの論文で広められた。たとえば Greg(1868 年) による『人類の自然選択の危機について』と題された論文は「のんきで野心がなく芋を喰い豚小屋にすみ迷信深いアイルランド人は，ウサギやカゲロウのように繁殖する。一方，粗食で用心深く毅然とし野心があり道徳に忠実で信仰において求道的で賢明で知性において統制のとれたスコットランド人は，最上の年々を闘争と独身で過ごし，遅く結婚しわずかの子供しか残さない」と述べた。
(73) Darwin, 1871, p. 137.
(74) Tort, 1983, pp. 336-337.

おわりに

(1) 私の最初の著作の『大脳機械論 Cerveau Machine』(白揚社 1988) という書名について，しばしば非難される。しかし重要なのは結局のところ，Descartes の「動物機械」や La Mettrie の「人間機械論」という，大脳の機構についての初期の記述をもたらした特別な歴史的背景に言及することだった。生物の自律性の原理を明らかに

しこの自律性に大脳がいかに貢献するのかを理解したいという私の意図は，この本でも再び述べられているが，『意志の生理学』というその本の副題によって明確に示されている。

引用文献

Alembert, J. d' (1763), *Discours préliminaire de l'Encyclopédie*. Amsterdam, Chatelain. Nouvelle édition, Paris, Gonthier, 1965.

Astratian, E.I. (1953), *Pavlov. Sa vie et son œuvre*, Moscou, Éditions en langues étrangères.

Bailey, P. et Bonin, G. von (1951), *The Isocortex of Man*. Urbana, University of Illinois Press.

Baillarger, J. (1840), « Recherches sur la structure de la couche corticale des circonvolutions du cerveau », *Mémoires de l'Académie de médecine*, 8, 148.

Bain, A. (1855), *The Senses and The Intellect*, London, Parker.

Bain, A. (1859), *The Emotions and The Will*, London, Parker.

Bain, A., (1861), *On the Study of Character, Including an Estimate of Phrenology*, London, Parker.

Ballantine, H.T., Cassidy, W., Flannagan, N.B. et Marino, R. (1967), « Stereotaxic anterior cingulotomy for neuropsychiatric illness and untractable pain », *Journal of Neurosurgery*, 26, 488.

Ballantine, H.T. (1988), « Historical overview of psychosurgery and its problematic », *Acta Neurochirurgica*, supp. 44 : 125-128.

Bastian, C. (1887), « The " muscular sense ", its nature and cortical localization », *Brain*, 10 : 1-137.

Bastian, C. (1909), « The functions of the kinaesthetic area of the brain », *Brain*, 32 : 327-341.

Beevor, C.E. et Horsley, V. (1890), « A record of the results obtained by electrical excitation of the so-called motor cortex and internal capsule in an orang-outang (Simia satyrus) », *Philosophical Transactions*, 181 B, 129-158.

Bell, C. (1826), « On the nervous circle which connects the voluntary muscles with the brain », *Philosophical Transactions of the Royal Society*, 116 : 163-173.

Bercherie, P. (1980), *Les Fondements de la clinique. Histoire et structure du savoir psychiatrique*, Paris, Ornicar ?

Bernard, C. (1878), *Leçons sur les phénomènes de la vie, communs aux animaux et aux végétaux*, Paris, Baillère, Nouvelle édition, Paris, Vrin, 1966.

Betz, V. (1874), « Anatomischer Nachtweis zweier Gehirnzentra », *Zentralblatt fur Medizin und Wissenschaften*, 12, 578-580, 595-599.

Betz, V. (1881), « Quelques mots sur la structure de l'écorce cérébrale », *Revue d'anthropologie*, 426-438.

Bianchi, L. (1895), « The functions of the frontal lobes », *Brain*, 18, 497-522.

Binet, A. et Simon, T. (1905), « Application de méthodes nouvelles au diagnostic des enfants normaux et anormaux d'hospice et d'école primaire », *L'Année psychologique*, 13, 245-336.

Bonin, G. von et Bailey, P. (1947), *The Neocortex of Macacca Mulatta*, Urbana, University of Illinois Press.

Boring, E.G. (1950), *A History of Experimental Psychology*. Englewoods Cliffs, Prentice Hall, Nouvelle édition, 1957.

Bowler, P.J. (1990), *Darwin*, Blackwell, Oxford. Trad. française, *Darwin, l'homme et son influence*, Paris, Flammarion, 1995.

Brain, W.R. (1941), « Visual disorientation with special reference to lesions of the right cerebral hemisphere », *Brain*, 64 : 244-272.

Bravais (1827), *Recherches sur les symptômes et le traitement de l'épilepsie hémiplégique*, Thèse de médecine, Paris.

Brazier, M.A.B. (1978), « Architectonics of the cerebral cortex : Research in the 19th century », *Architectonics of the cerebral cortex*, M.A.B. Brazier and H. Peetsche (eds), New York, Raven, pp. 9-29.

Brickner, R. (1934), « An interpretation of frontal lobe function based upon the study of a case of partial bilateral frontal lobectomy », *Research Publications of the Association for Research in Nervous and Mental Diseases*, 13, 259-35.

Broca, P. (1858), « Mémoire sur l'hybridité et sur la distinction des espèces animales », *Journal de physiologie*, 1, 432-471 ; 684-729 ; 2, 218-250 ; 345-390.

Broca, P. (1861), « Remarques sur le siège de la faculté du langage articulé, suivies d'une observation d'aphémie (perte de la parole) », *Bulletin de la société d'anthropologie*, 6 : 330-357.

Broca, P. (1865), « Sur le siège de la faculté du langage articulé », *Bulletin de la société d'anthropologie*, 6, 337-393.

Brodal A. (1973) « Self-observation and neuro-anatomical considerations after a stroke », *Brain*, 96, 675-694.

Brodmann, K. (1908) « Beiträgne zur histologischer Lokalisation des Grosshirnrinde » *Journal für Psychologie und Neurologie*, 10, 231-246.

Bruce, D. (1985), « On the origin of the term " neuropsychology " », *Neuropsychologia*, 23 : 813-814.

Buchez, P. (1854), « Études sur les éléments pathogéniques de la folie », *Annales Médico-Psychologiques, Journal de l'aliénation mentale et de la médecine légale des aliénés*, 6 : 157-196.

Buffon, G.L. Leclerc de (1749), *Variétés dans l'espèce humaine*. Reproduit dans : Buffon, *De l'homme*, Maspero, Paris, 1971.

Buffon, G.L. Leclerc de (1749), *De la manière d'étudier et de traiter l'histoire naturelle*, Discours introductif de l'histoire naturelle. Nouvelle édition, Bibliothèque nationale, 1986.

Canguilhem, G. (1954), *La Formation du concept de réflexe aux XVIIe et XVIIIe siècles*, Paris, Vrin.

Canguilhem, G. (1964), « Le concept de réflexe au XIXe siècle », *Von Boerhave bis Berger*, Stuttgart, Gustav Fischer. Reproduit dans Canguilhem, 1970, pp. 295-304.

Canguilhem, G. (1965), *La Connaissance de la vie*, Paris, Vrin.

Canguilhem, G. (1970), *Études d'histoire et de philosophie des sciences*, Paris, Vrin.

Cannon, W.B. (1932), *The Wisdom of the Body*, New York. Trad. française, *La sagesse du corps*, Paris, Nouvelle revue critique, 1939.

Carol, A. (1995), *Histoire de l'eugénisme en France. Les médecins et la procréation, XIXe-XXe siècle*. Paris, Éditions du Seuil.

Cassirer, E. (1932), *Die Philosophie der Aufklärung*, Tübingen,

Mohr. Trad. française, *La Philosophie des Lumières*, Paris, Fayard, 1966.

Charcot, J.-M. (1890), « Sur deux cas de monoplégie brachiale hystérique, de cause traumatique, chez l'homme. Leçon du 1er mai », *Leçons des maladies du système nerveux*, tome III, pp. 299-314.

Charcot, M. (1984), *Leçons sur l'hystérie virile*, Paris, Le Sycomore.

Charcot, J.-M. et Pitres, A., (1877), « Contribution à l'étude des localisations dans l'écorce des hémisphères du cerveau. Observations relatives aux paralysies et aux convulsions d'origine corticale », *Revue mensuelle de médecine et de chirurgie*, 1 : 1-18, 113-123, 180-195, 357-376, 437-457.

Charcot, J.-M. et Pitres, A. (1878), « Nouvelle contribution à l'étude des localisations dans l'écorce des hémisphères du cerveau », *Revue mensuelle de médecine et de chirurgie*, 2 : 801-815.

Charcot, J.-M. et Pitres, A. (1879), « Nouvelle contribution à l'étude des localisations dans l'écorce des hémisphères du cerveau », *Revue mensuelle de médecine et de chirurgie*, 3 : 127-156.

Charcot, J.-M. et Pitres, A. (1893), *Étude critique et clinique de la doctrine des localisations cérébrales*, Paris, Alcan.

Charcot, J.-M. et Pitres, A. (1895), *Les Centres moteurs corticaux chez l'homme*, Paris, Rueff et Cie.

Chomsky, N. (1959), « Review of Skinner's " Verbal Behavior " ». *Language*, 25 : 26-58.

Chorover, S.L. (1974), « Psychosurgery. A neuropsychological perspective », *Boston University Law Review*, 231-248.

Clarke, E. et Dewhurst, K. (1975), *Histoire illustrée de la fonction cérébrale*, Paris, Dacosta.

Corkin, S.A. (1980), « Prospective study of cingulotomy », *The Psychosurgery Debate*, E. Valenstein (éd.), Freeman, San Francisco, 164-204.

Cushing, H. (1909), « A note upon the faradic stimulation of the postcentral gyrus in conscious patients », *Brain*, 32 : 44-53.

Damasio, H., Grabowski, T., Frank, R., Galaburda, A.M. et Damasio, A. (1994), « The return of Phineas Gage : clues about the brain from the skull of a famous patient », *Science*, 264 : 1102-1105.

Darwin, C. (1859), *On The Origin of Species*, London, Murray.

Darwin, C. (1871), *The Descent of Man, and Selection in Relation to Sex*. London, Murray. Trad. française, *La Descendance de l'homme et la sélection sexuelle*, Paris, Schleicher, 1874.

Daudet, L. (1894), *Les Morticoles*, Paris, Nouvelle édition, Paris, Grasset, 1984.

Déjerine, J. (1914), *Sémiologie des affections du système nerveux*, Masson et Cie, Paris.

Delgado, J.M.R. (1969), *Physical control of the mind. Toward a psychocivilized society*, New York, Harper and Row.

Diering, S.L. et Bell, W.O. (1991), « Functional neurosurgery for psychiatric disorders, A historical perspective », *Stereotactic and functional Neurosurgery*, 57 : 175-194.

Dowbiggin, I. (1991), *Inheriting Madness. Professionalization and Psychiatric Knowledge in Nineteenth Century France*, University of California Press, Berkeley. Trad. française : *La Folie héréditaire, ou comment la psychiatrie française s'est constituée en un corps de savoir et de pouvoir dans la seconde moitié du XIXe siècle*, Paris, EPEL, 1993.

Drouard, A. (1992), *Une inconnue des scènes sociales. La Fondation Alexis-Carrel (1941-1945)*, Paris, Éditions de la Maison des Sciences de l'Homme.

Duchenne de Boulogne (1855), *De l'électrisation localisée et de son application à la physiologie et à la médecine*, Paris, Baillère.

Ehrenström, P., (1989), *La Stérilisation des malades mentaux et l'avortement eugénique dans le canton de Vaud : eugénisme et question sociale du début du XXe siècle aux années 1930*, Faculté des lettres de Genève.

Even, L. (1983), *Maine de Biran critique de Locke*, Louvain, Institut supérieur de philosophie.

Fearing, F. (1930), *Reflex Action. A Study in the History of Physiological Psychology*, Williams and Wilkins. Réédition, MIT Press, Cambridge.

Ferrier, D. (1873), « Experimental researches in cerebral physiology and pathology », *West Riding Asylum Medical Report*, 3 : 30-96.

Ferrier, D. (1876), *The Functions of the Brain*, Smith Elder, London. Trad. française, *Les Fonctions du cerveau*, Paris, Baillère, 1878.

Feuchtwanger, E. (1923), « Die Funktionen des Stirnhirns : Irhe

Pathologie und Psychologie », *Monog Gesamtgeb Neurol Psychiat*, 38, 4-194.
Finger, S. (1994), *Origins of Neuroscience. A History of Explorations into Brain Function*, Oxford, Oxford University Press.
Flourens, M.J.P. (1824), *Recherches expérimentales sur les propriétés et les fonctions du système nerveux dans les animaux vertébrés*, Paris, Baillère.
Flourens, M.J.P. (1841), *De l'instinct et de l'intelligence des animaux*. 3ᵉ éd., Paris, Hachette, 1851.
Flourens, M.J.P. (1844), « Étude sur les lois de la symétrie dans le règne animal et sur la théorie du dédoublement organique », *Mémoires d'anatomie et de physiologie comparées*, Paris.
Flourens, M.J.P. (1860), *Histoire des travaux et des idées de Buffon*, Paris, Garnier.
Foerster, O. (1936), « The motor cortex in man in the light of Hughlings Jackson's doctrines », *Brain*, 59 : 135-149.
Foerster, O. et Penfield, W. (1930), « The structural basis of traumatic epilepsy and results of radical operation », *Brain*, 53 : 99-120.
Foucault, M. (1961), *Folie et déraison. Histoire de la folie à l'âge classique*, Paris, Plon.
Foucault, M. (1963), *Naissance de la clinique. Une archéologie du regard médical*, Paris, Presses universitaires de France.
Freeman, W. (1971), « Frontal lobotomy in early schizophrenia. Long follow-up in 415 cases », *British Journal of Psychiatry*, 119, 621-624.
Freeman, W. et Watts, J.W. (eds), (1942), *Psychosurgery*, Charles C. Thomas, Springfield.
Freud, S. (1888), « Gehirn », in : *Handwörterbuch der gesamten Medizin*. A. Villaret, ed. Stuttgart, Ferdinand Enke, vol. 1, pp. 684-697. Trad. anglaise : Solms, M. et Saling, M. *A moment of Transition. Two Neuroscientific Articles by Sigmund Freud*, London, Karnac Books, 1990, pp. 39-90.
Freud, S. (1895), *Esquisse d'une psychologie scientifique*, mémoire non publié. Reproduit dans S. Freud, *La Naissance de la psychanalyse*, Paris, Presses universitaires de France, 1956.
Fritsch, G. et Hitzig, E. (1870), « Über die elektrische Erregbarkeit des Grosshirns », *Archiv für Anatomie, Physiologie und wiss. Medizin*, 37 : 300-332.
Fuster J.-M. (1980), *The Prefrontal Cortex. Anatomy, Physiology*

and *Neuropsychology of the Frontal Lobe*, Raven Press, New York, 1980.

Gall, F.J. et Spurzheim, G. (1809), *Recherches sur le système nerveux en général et sur celui du cerveau en particulier*, Paris, Schoell et Nicolle.

Galton, F. (1865), « Hereditary talent and character », *MacMillan Magazine*, 12 : 157-166, 318-327.

Gasser, J. (1988), « J.-M. Charcot et la découverte des localisations motrices chez l'homme », *Revue suisse d'histoire de la médecine et des sciences naturelles*, 45 : 501-520.

Gasser, J. (1995), *Aux origines du cerveau moderne. Localisation, langage et mémoire dans l'œuvre de Charcot*, Paris, Fayard.

Genil-Perrin, G.P.H. (1913), *Histoire des origines et de l'évolution de l'idée de dégénérescence en médecine mentale*, thèse de médecine, Paris, Albert Leclerc.

Geschwind, N. (1965), « Disconnection syndromes in animals and man », *Brain*, 88 : 237-294, 585-644.

Geschwind, N. et Kaplan, E. (1962), « A human cerebral deconnection syndrome. A preliminary report », *Neurology*, 12 : 675-685.

Geschwind, N. et Levitsky, W. (1968), « Human brain : left-right asymmetries in temporal speech region », *Science*, 161 : 186-189.

Ghent L., Mishkin M. et Teuber H.L. (1962), « Short-term memory after frontal lobe injury in man », *Journal of Comparative Physiological Psychology*, 55, 705-709.

Glees, P. (1961), *Experimental Neurology*, Clarendon Press, Oxford.

Goldstein, K. (1934), *Der Aufbau des Organismus*, La Haye, Nijhof. Trad. française, *La Structure de l'organisme. Introduction à la biologie à partir de la pathologie humaine*, Paris, Gallimard, 1951.

Goldstein, K. (1944), « The mental changes due to frontal lobe damage », *Journal of Psychology*, 17, 187-208.

Gould, S.J. (1981), *The Mismeasure of Man*. Norton, New York. Trad. française, *La Mal-Mesure de l'homme. L'intelligence sous la toise des savants*, Paris, Ramsay, 1983.

Gowers, W.R. (1886), *A Manual of Diseases of the Nervous System*, Churchill, London.

Greg, W.R. (1868), « On the failure of " Natural Selection " in the case of man », *Fraser's Magazine*, 78, 353-362.

Griessinger, W. (1865), *Traité des maladies mentales*. Trad. française, Paris.

Grmek, M.D., (1967), « Évolution des conceptions de Claude Bernard sur le milieu intérieur », *Philosophie et méthodologie scientifiques de Claude Bernard*, Fondation Singer-Polignac, Paris, Masson, 117-150.

Grunbaum, A.S.F., et Sherrington, C.S. (1901), « Observations on the physiology of the cerebral cortex of some of the higher apes (Preliminary communication) », *Proceedings of the Royal Society*, 69 : 206-209.

Grunbaum, A.S.F., et Sherrington, C.S. (1903), « Observations on the physiology of the cerebral cortex of the anthropoid apes », *Proceedings of the Royal Society*, 72 : 62-65.

Grüsser, O.J. (1986), « Interaction of efferent and afferent signals in visual perception. A history of ideas and experimental paradigms », *Acta Psychologica*, 63, 3-21.

Harlow, H.F. et Dagnon, J. (1943), « Problem solution by monkeys following bilateral removal of prefrontal areas I. Discrimination and discrimination reversal problems », *Journal of Experimental Psychology*, 32, 351-356.

Harris, B. (1979), « Whatever happened to little Albert ? », *American Psychologist*, 34, 151-160.

Heath R.G., « Depth recording and stimulation studies in patients », in *Surgical Control of Behaviour*, Charles C. Thomas, Springfield, Ill., 1971.

Hécaen, H. et Lantéri-Laura, G. (1977), *Évolution des connaissances et des doctrines sur les localisations cérébrales*, Paris, Desclée de Brouwer.

Hécaen, H. et Dubois, J. (1969), *La Naissance de la neuropsychologie du langage (1825-1865)*, Paris, Flammarion.

Hécaen, H., Penfield, W., Bertrand, C. et Malmo, R. (1956), « The syndrome of apractognosia due to lesions of the minor cerebral hemisphere », *Archives of Neurology and Psychiatry*, 75 : 400-434.

Helmholtz H. von (1866), *Handbuch der physiologischen Optik*, Leipzig, Vos.

Henderson, W.R. et Smyth, G.E. (1948), « Phantom limbs », *Journal of Neurology, Neurosurgery and Psychiatry*, 11 : 88-112.

Henn, V. (1971), « The history of cybernetics in the xIxth century », *Pattern recognition in biological and technical systems*, Berlin, Springer-Verlag, 1-7.

Hitzig E. (1874), *Untersuchungen über das Gehirn*, Hirschwald, Berlin.

Holmes, G., et May, W.P. (1909), « On the exact origin of the pyramidal tracts in man and other mammals », *Brain*, 22, 1-43.

Hochmann, J. et Jeannerod, M. (1991), *Esprit où es-tu ? Psychanalyse et neurosciences*, Paris, Odile Jacob.

Holst E. von et Mittelstaedt (1950), « Das Reafferenzprinzip. Wechselwiskungen zwischen Zentralnervensystem und Peripherie », *Naturwissenschaften*, 37, 464-476.

Holt, E.B., *The Freudian Wish and Its Place in Ethics*, New York, 1916.

Horsley, V. et Schäfer, E.A. (1888), « A record of experiments upon the functions of the cerebral cortex », *Philosophical Transactions*, 179 B, 1-24.

Jackson, H. (1873), « Observations on the localisation of movements in the cerebral hemispheres, as revealed by cases of convulsions, chorea and " aphasia " », *West Riding Asylum Medical Reports*, 3 : 175-195.

Jackson, H. (attributed to) (1875), « Psychology and the nervous system », *British Medical Journal*, 2, 462-463.

Jacobsen C.F. (1935), « Functions of the frontal association area in primates », *Archives of Neurology and Psychiatry*, 33, 558-569.

Jacobsen, C.F., Wolfe, J.B., et Jackson, T.A. (1935), « An experimental analysis of the functions of the frontal association areas in primates », *Journal of Nervous and Mental Diseases*, 82, 1-14.

James, W. (1890), *The Principles of Psychology*, New York, Holt. Nouvelle édition, New York, Dover, 1950.

James, W. (1892), « A plea for psychology as a " natural science " », *Philosophical Review*, 1, 146-153.

James, W. (1908), *Textbook of psychology. A briefer course*, London, MacMillan. Trad. française, *Précis de psychologie*, Paris, Marcel Rivière, 9e éd, 1932.

Jeannerod, M. (1983), *Le Cerveau-machine. Physiologie de la volonté*, Paris, Fayard.

Jeannerod, M. (1992), « Organisation et désorganisation des fonctions mentales : le syndrome frontal », *Revue de métaphysique et de morale*, 97 : 235-253.

Jeannerod, M. (1991), « Les relations entre organisme et milieu chez Claude Bernard », *La Nécessité de Claude Bernard*, J. Michel (éd.), Paris, Méridiens Klincksieck, 141-153.

Jennings, H.S. (1930), *The Biological Basis of Human Nature*, New York, Norton.

Jones, E.G. (1972), « The development of the " muscular sense " concept during the nineteenth century and the work of H. Charlton Bastian », *Journal of the History of Medicine and Allied Sciences*, 27, 298-311.

Kevles, D. J. (1985), *In the Name of Eugenics. Genetics and the Uses of Human Heredity*, Knopf. Trad. française, *Au nom de l'eugénisme. Génétique et politique dans le monde anglo-saxon*, Paris, Presses universitaires de France, 1995.

Knight, G.C. (1960), « 330 cases of restricted orbital undercutting », *Proceedings of the Royal Society of Medicine*, 53, 728.

La Haye Jousselin, H. de (1989), *L'Idée eugénique en France. Essai de bibliographie*, Paris.

Lantéri-Laura, G. (1970), *Histoire de la phrénologie*, Paris, Presses universitaires de France.

Lepape (1994), *Diderot*, Paris, Flammarion.

Leuret, F. (1840), *Le Traitement moral de la folie*, Paris.

Lewes, G.H. (1877), *The Physical Basis of Mind. Problems of Life and Mind*, Boston.

Lhermitte, J. (1929), « Le lobe frontal. Données expérimentales, anatomocliniques et psychopathologiques », *Encéphale*, 1, 87-118.

Liddell, E.G.T. (1960), *The Discovery of Reflexes*, Clarendon Press, Oxford.

Lincke, F. (1879), « Das mechanische Relais... », VDI *Zeitschrift*, 23, 509-524.

Lotze, R.H. (1852), *Medicinische Psychologie oder Physiologie der Seele*, Leipzig.

Lucas, P. (1847-1850), *Traité physiologique et philosophique de l'hérédité naturelle dans les états de santé et de maladie du système nerveux, avec l'application méthodique des lois de la procréation au traitement général des affections dont elle est le principe : ouvrage où la question est considérée dans ses rapports avec les lois primordiales, les théories de la génération, les causes déterminantes de la sexualité, les modifications acquises de la nature originelle des êtres, et les diverses formes de névropathie et d'aliénation mentale*, Paris, Baillère.

Luria, A.R. (1966), *Higher Cortical Functions in Man*, London, Travistock.
Luria, A.R. (1973), « The frontal lobes and the regulation of behavior », *Psychophysiology of the Frontal Lobes*, K.H. Pribram et A.R. Luria (eds), Academic press, New York, pp. 3-26.
Lyell, C. (1830-1832), *The Principles of Geology*, London, Murray.
MacMillan, M. (1992), « Inhibition and the control of behavior. From Gall to Freud via Phineas Gage and the frontal lobes », *Brain and Cognition*, 19 : 72-104.
Magnan, V. (1886), « Des signes physiques, intellectuels et moraux de la folie héréditaire », *Annales médico-psychologiques*, 3 : 91.
Magnan, V. (1892), « Les héréditaires dégénérés », *Archives de neurologie*, 23.
Magnan, V. (1893), *Recherches sur les centres nerveux* (2e série), Paris, Masson.
Magnus, R. (1924), *Körperstellung*, Berlin.
Maine de Biran, F. (1805), *Mémoire sur la décomposition de la pensée*. Publié dans V. Cousin, *Œuvres philosophiques de Maine de Biran*, tome I, Paris et Leipzig, J. Renouard, 1841.
Maine de Biran, F. (1807), *De l'aperception immédiate (Mémoire de Berlin)*, publié par Vrin, Paris, 1963.
Maine de Biran, F. (1811), *Rapports du physique et du moral de l'homme (Rapport de Copenhague)*. Publié dans Maine de Biran, *Œuvres*, tome VI, Paris, Vrin, 1984.
Massucco-Costa, A. (1977), *Psychologie soviétique*, Paris, Payot.
Maxwell, J.C. (1878), « On governors », *Proceedings of the Royal Society*, 16, 270-283.
Mayr, E. (1982), *The Growth of Biological Thought. Diversity, Evolution and Inheritance*, Cambridge, Harvard University Press. Trad. française : *Histoire de la biologie. Diversité, évolution et hérédité*, Paris, Fayard, 1989.
McFie, J., Piercy, M.F. et Zangwill, O.L. (1950), « Visual spatial agnosia associated with lesions of the right hemisphere », *Brain*, 73 : 167-190.
Meyer, A. (1978), « The concept of a sensorimotor cortex. Its early history, with special emphasis on two early experimental contributions by W. Bechterew », *Brain*, 101 : 673-685.
Meyer, A. (1981), « Paul Flechsig's system of myelogenetic cortical localization in the light of recent research in neuroanatomy and neurophysiology », *Canadian Journal of Neurological Sciences*, 8, 1-6 : 95-104.

Meynert, T. (1869-1872), « Vom Gehirne der Saügethiere », *Handbusch der Lehre von den Geweben des Menschen und der Thiere*, 2, 694-808.

Mill, J. (1829), *The Analysis of the Phenomena of the Human Mind*.

Mill, J.S. (1843), *A System of Logic, Ratiocinative and Inductive*, New York, Harper.

Mill, J.S. (1873), *Autobiography*. Trad. française, *Autobiographie*, Paris, Aubier, 1994.

Mirsky, A.F. et Rosvold, H.E. (1990), « The case of Carolyn Wilson. A 38-year follow-up of a schizophrenic patient with two prefrontal lobotomies », *Contemporary Neuropsychology and the Legacy of Luria*, E. Goldberg (ed.), Erlbaum, Hillsdale, NJ, 51-75.

Missa, J.N. (1993), *L'Esprit-cerveau. La philosophie de l'esprit à la lumière des neurosciences*, Paris, Vrin.

Monakow, C. von et Mourgue, R. (1928), *Introduction biologique à l'étude de la neurologie et de la psychopathologie. Intégration et désintégration de la fonction*, Paris, Alcan.

Moniz, E. (1936a), « Les premières tentatives opératoires dans le traitement de certaines psychoses », *Encéphale*, 31.

Moniz, E. (1936b), *Tentatives opératoires dans le traitement de certaines psychoses*, Masson, Paris.

Moniz, E. et Lima, A. (1936), « Premiers essais de psychochirurgie. Technique et résultats », *Lisboa Medica*, 13, 152.

Moreau de Tours, J. (1845), *Du haschich et de l'aliénation mentale*, Nouvelle édition, Paris, SENP, 1970.

Morel, B.-A. (1852-1854), *Études cliniques. Traité théorique et pratique des maladies mentales*, 2 volumes, Paris.

Morel, B.-A. (1857), *Traité des dégénérescences physiques, intellectuelles et morales de l'espèce humaine, et des causes qui produisent ces variétés maladives*, Paris, Baillère.

Morgan, J.-P. (1982), « The first reported case of electrical stimulation of the human brain », *Journal of the History of Medicine and Allied Sciences*, 17 : 51-64.

Müller-Hill, B. (1984), *Tödlische Wissenschaft*, Rowohlt. Trad. française, *Science nazie, science de mort*, Paris, O. Jacob, 1989.

Munk, H. (1881), *Ueber die Funktionen der Grosshirnrinde*.

Nagel, T. (1987), *What does it all mean?*, Oxford University Press, Oxford.

Paicheler, G. (1992), *L'Invention de la psychologie moderne*, Paris, L'Harmattan.

Partridge, M. (1950), *Prefrontal Leucotomy. A follow-up of 300 Cases Personnally Followed over 1 1/2-3 Years*, Thomas, Springfield.

Pavlov, I.P. (1927), *Les Réflexes conditionnés. Etude objective de l'activité nerveuse supérieure des animaux*. Trad. française, Presses universitaires de France, Paris. Nouvelle édition, Paris, PUF, 1977.

Penfield, W. (1947), « Some observations on the cerebral cortex of man », *Proceedings of the Royal Society*, B134 : 329-347.

Penfield, W. et Evans (1935), « The frontal lobe in man. A clinical study of maximum removals », *Brain*, 58, 115-133.

Penfield, W., et Boldrey, E. (1937), « Somatic motor and sensory representation in the cerebral cortex of man as studied by electrical stimulation », *Brain*, 60 : 389-443.

Pflüger, E. (1853), *Die sensorischen Functionen des Rückenmarks der Wirbelthiere nebst einzer neuen Lehre über die Leitungsgesetze der Reflexionen*, Berlin.

Pflüger, E. (1877), « Die teleologische Mechanik der lebendigen Natur », *Pflügers Archiv der gesamte Physiologie*, 15, 57-103.

Phillips, C.G., Zeki, S. et Barlow, H.B. (1984), « Localization of function in the cerebral cortex », *Brain*, 107, 328-361.

Pinel, P. (1798), « *Nosographie philosophique ou la méthode de l'analyse appliquée à la médecine* », Reproduit dans Postel, J., *Genèse de la psychiatrie. Les premiers écrits de Philippe Pinel*, Paris, Le Sycomore, 1981.

Richards, R.J. (1987), *Darwin and the Emergence of Evolutionary Theories of Mind and Behavior*, Chicago, University of Chicago Press, Chicago.

Richet, C. (1888), « Les réflexes psychiques », *Revue de Philosophie*, 25 : 224-237 ; 387-422 ; 500-528.

Riese, W. (1936), « Discussions sur le problème des localisations cérébrales dans les sociétés savantes du XIXe siècle et leurs rapports avec les vues contemporaines », *Hygiène mentale*, 31 : 137-158.

Roeder, F. (1966), « Stereotaxic lesion of the tuber cinereum in sexual deviates », *Confinia neurologica*, 27, 102.

Roger, J. (1963), *Les sciences de la vie dans la pensée française au XVIIIe siècle. La génération des animaux de Descartes à l'Encyclopédie*, Paris, A. Colin. Seconde édition, 1993.

Roger, J. (1995), *Pour une histoire des sciences à part entière*, Paris, Albin Michel.

Ross, H.E. et Bischof, K. (1981), « Wundt's view on sensations of innervation : A review », *Perception*, 10, 319-329.

Rylander, G. (1939), « Personality changes after operation on the frontal lobe », *Acta Psychologica et Neurologica Scandinavica*, Supplt 20, Oxford, Oxford University Press.

Rylander, G. (1973), « The renaissance of psychosurgery », *Surgical Approaches in Psychiatry*, L.V. Laitinen et K.E. Livingstone (eds), MTP, Lancaster, 3-12.

Sano K. (1966), « Sedative stereoencephalotomy. Fornicatomy, upper mesencephalic reticulotomy and posteromedial hypothalatomy », *Progress in Brain Research*, 21, 350.

Scheerer, E. (1987), « Muscle sense and innervation feelings. A chapter in the history of perception and action », *Perspectives on Perception and Action*, H. Heuer et A.F. Sanders (eds), Erlbaum, Hillsdale, p. 171-194.

Schiller, F. (1979), *Paul Broca*, University of California Press, Berkeley. Trad. française, *Paul Broca, explorateur du cerveau*, Paris, Odile Jacob, 1990.

Scoville W.B., « Surgical locations for psychiatric surgery with special reference to orbital and cingulate operations », in *Surgical Approaches in Psychiatry*, L.V. Laitinen et K.E. Livingstone (eds), MTP, Lancaster, 1973, 29-36.

Setchenov, I. (1863), *Reflexes of the Brain*. Nouvelle édition en anglais, Cambridge, MIT Press (1965).

Shallice, T. (1988), *From Neuropsychology to Mental Structure*, Cambridge, Cambridge University Press.

Sherrington, C.S. (1906), *The Integrative Action of the Nervous System*, Yale.

Sinding, C. (1989), *Une utopie médicale*, Arles, Actes Sud.

Skinner, B.F. (1931), « The concept of the reflex in the description of behavior », *Journal of General Psychology*, 20, 427-458.

Skinner, B.F. (1957), *Verbal behavior*, New York, Appleton Century Croft.

Skinner, B.F. (1963), « Behaviorism at fifty », *Science*, 140 : 951-958.

Skinner, B.F. (1966), « Phylogeny and ontogeny of behavior », *Science*, 153 : 1205-1213.

Skinner, B.F. (1971), *Beyond Freedom and Dignity*, New York,

A. Knopf. Trad. française, *Par-delà la liberté et la destinée*, Paris, R. Laffont, 1972.

Spatz H. (1937), « Uber die Bedeutung der basalen Rinde », *Zeitschrift für den gesamte Neurologie und Psychiatrie*, 158, 208.

Soury, J. (1891), *Les Fonctions du cerveau. Doctrines de l'École de Strasbourg, doctrines de l'école italienne*, Paris, Lecrosnier et Babé.

Soury, J. (1899), *Le Système nerveux central. Structure et fonctions. Histoire critique des théories et des doctrines*, Paris, Carré et Naud.

Spearman, C. (1904), « General intelligence objectively determined and measured », *American Journal of Psychology*, 15, 201-293.

Spencer, H. (1855), *The Principles of Psychology*, London, Longmans.

Spencer, H. (1862), *First Principles*, London, William and Norgate. Trad. française, *Les Premiers Principes*, Paris, Félix Alcan, 11ᵉ éd., 1907.

Sperry, R.W. (1943), « Effect of 180° rotation of the retinal field in visuomotor coordination », *Journal of Experimental Zoology*, 92, 263-279.

Sperry, R.W. (1950), « Neural basis of the spontaneous optokinetic response produced by visual inversion », *Journal of Comparative and Physiological Psychology*, 43, 482-489.

Spillane, J.D. (1981), *The Doctrine of the Nerves. Chapters in the History of Neurology*, Oxford, Oxford University Press.

Starr, A. (1884), « The sensory tract in the central nervous system », *Journal of the Nervous and Mental Diseases*, 11 : 327-407.

Steegmann, A.T. (1962), « Dr Harlow's famous case. The " impossible " accident of Phineas P. Gage », *Surgery*, 52, 952-958.

Terman, L.M. (1916), *The Measurement of Intelligence*, Boston, Houghton Mifflin.

Tort, P. (1983), *La Pensée hiérarchique et l'évolution*, Paris, Aubier.

Uexküll, J. von (1956), *Mondes animaux et monde humain*, Paris, Gonthier.

Vaernet K. et Madsen A. (1970), « Stereotaxic amygdalectomy and basofrontal tractotomy in psychotics with aggressive behaviour », *Journal of Neurology, Neurosurgery and Psychiatry*.

Valenstein, E.S. (1986), *Great and Desperate Cures. The Rise and Decline of Psychosurgery and other Radical Treatments for Mental Illness*, New York, Basic Books.

Van Gehuchten, X. (1900), *Anatomie du système nerveux*, Louvain.

Vogt, C. et Vogt, O. (1907), « Zur Kenntnis der elektrisch erregbaren Hirnindegebiete bei den Saugetieren », *Journal fur Psychologie und Neurologie*, 8.

Voutsinas, D. (1975), *La Psychologie de Maine de Biran (1766-1824)*, Paris, SIPE.

Waller, A.D. (1891), « The sense of effort. An objective study », *Brain*, 14 : 179-249.

Watson, J.B. (1913), « Psychology as behaviorist views it », *Psychological Review*, 20, 158-177.

Watson, J.B. (1924), *Behaviorism*, New York, People's Institute.

Watson, J.B. et Rayner, R. (1920), « Conditioned emotional reactions », *Journal of Experimental Psychology*, 3 : 1-14.

Weismann, A. (1885), *Die Kontinuität des Keimplasmas als Grundlage einer Theorie der Vererbung*, Iéna, Gustav Fischer.

Wernicke, C. (1874), *Der aphasische Symptomenkomplex*, Breseau, Cohn und Weigert.

Whytt, R. (1751), *An Essay on the Vital and other Involuntary Motions of Animals*, Edinburgh.

Wiener, N. (1948), *Cybernetics*, Paris et New York, Hermann.

Wiener N. (1954), *The Human Use of Human Beings (Cybernetics and Society)*, Boston, Houghton Mifflin. Trad. française, *Cybernétique et société*, Paris, Éditions 10-18, 1962.

Wiesendanger, M. (1981), « The pyramidal tract. Its structure and function », *Handbook of behavioural neurobiology*, A.L. Towe et E.S. Luschkei (eds), Plenum, 401-491.

Woolsey, C.N., Erickson, T.C. et Gilson, W.E. (1979), « Localization in somatic sensory and motor areas of human cerebral cortex as determined by direct recording of evoked potentials and electrical stimulation », *Journal of Neurosurgery*, 51 : 476-506.

Wundt (1863), *Vorlesungen überdie Menschen und Thierseele*, Leipzig, Voss.

Young, R.M. (1970), *Mind, Brain and Adaptation in the Nineteenth Century*, Oxford, Oxford University Press.

Zangwill, O.L. (1984), « Henry Hécaen and the origins of the international neurological symposium », *Neuropsychologia*, 22 : 813-815.

参考図書——本書を読むうえで以下の図書が参考になるであろう

大脳局在論の成立と展開　Henri Hécaen et Georges Lantéri-Laura（原著）　浜中淑彦・大東祥孝（翻訳）医学書院（1983／01）

流れを読む心理学史—世界と日本の心理学　サトウタツヤ・高砂美樹（著）　有斐閣アルマ　有斐閣（2003／10）

生物学の歴史（上／下）　八杉龍一（著）　NHKブックス　日本放送出版協会（1984）

メーヌ・ド・ビランの世界—経験する「私」の哲学　北明子（著）　勁草書房（1997／03）

メーヌ・ド・ビラン—生涯と思想　Henri Gouhier（原著）　大崎博・益邑斉・藤江泰男（翻訳）　サイエンティスト社（1999／07）

精神医学の歴史　イヴ・ペリシエ（著）　三好暁光（翻訳）　文庫クセジュ　白水社（1974／10）

大博物学者ビュフォン—18世紀フランスの変貌する自然観と科学・文化誌　Jacques Roger（原著）　ベカエール直美（翻訳）　工作舎（1992／04）

索　引

人名索引

ア
アリストテレス Aristote　　62
ヴァイゲルト Weigert　　18
ヴァロール Valore, C.　　16
ヴィユサンス Vieussens, R.　　16
ヴェルニッケ Wernicke, K.　　35, 36, 37, 59, 71, 72
ウォッツ Watts, J. W.　　55, 56
ウォレス Wallace, A. R.　　126
ヴュルピアン Vulpian, A.　　28
エヴァンス Evans, J.　　52
エスキロール Esquirol, J.　　111, 115
オースティー Austie　　121

カ
ガウス Gauss, K. F.　　19
ガッサンディ Gassandi, P.　　15
カバニス Cabanis, P. J. G.　　9, 109
カハール Cajal, S. R.　　19, 20
カプラン Kaplan, E.　　73
ガル Gall, F. J.　　10, 11, 12, 13, 14, 15, 16, 17, 18, 21, 31, 32, 39, 40, 61, 65, 67, 111
ガレノス Galien　　10
カンギレム Canguilhem, G.　　87, 90, 92
カント Kant, E.　　19, 65
ガンベッタ Gambetta, L.　　114
キャッテル Cattell, J. M.　　131
キャノン Cannon, W.　　91
キャンベル Campbell, A. W.　　20
キュヴィエ Cuvier, G.　　13, 14, 17, 32, 39, 118, 126, 130
クッシング Cushing, H.　　26, 31
グラシオール Gratiolet, P.　　18, 34, 36, 40
グラフェ Graefe, A.　　79

クリュヴェイエ Cruveilhier, J.　　32
グリュンバウム Grunbaum, A. S. F.　　23
グリージンガー Griesinger, W.　　121
ゲージ Gage, Ph.　　47
ゲシュヴィント Geshwind, N.　　36, 74
ケリカー Kölliker, R. A. von　　19
ゴールドシュタイン Goldstein, K.　　25, 51, 72, 93
ゴッダード Goddard, H. H.　　131
コルサコフ Korsakoff, S.　　52
ゴルジ Golgi, C.　　19
ゴルツ Goltz, F　　24, 25, 40, 84
ゴルトン Galton, F.　　131, 132, 133
コンディヤック Condillac, E.　　109

サ
サバティエ Sabatier　　13
ジェームズ James, W.　　65, 66, 80, 95
シェリントン Sherrington, C. S.　　23, 25, 31, 75, 85, 87, 97
ジャクソン Jackson, H.　　23, 27, 28, 29, 30, 67, 70, 80, 113
ジャコブセン Jacobsen, C. F.　　41, 44, 45, 46, 53, 54
シャリース Shallice, T.　　51
シャルコー Charcot, J. M.　　28, 29, 30, 35, 72, 124
シュプルツハイム Spurzheim, G.　　10, 12, 13, 16, 32
スキナー Skinner, B. F.　　103, 104, 105, 106, 107
スコヴィル Scoville, W.　　57
スピアマン Spearman, C.　　133
スペリー Sperry, R. S.　　81

スペンサー Spencer, H.　　18, 64, 65, 66, 69, 70, 126, 127, 130
スリー Soury, J.　　10
セチェノフ Setchenov, I. M.　　95
ソーンダイク Thorndike, E. L.　　100

タ

ダーウィン Darwin, Ch.　　7, 18, 104, 116, 126, 127, 128, 132, 134
ダーヴェンポート Davenport, C.　　128
ターマン Terman, L. M.　　131, 132
ダックス Dax, M.　　36
ダランベール d'Alembert, J.　　61
ダンディ Dandy, W.　　50
ティチェナー Titchener, E. B.　　101
デカルト Descartes, R.　　10, 39, 61, 77
デジェリヌ Déjerine, J.　　35
デュシェンヌ・デュ・ブローニュ Duchenne de Boulogne, G. B. A.　　80
デューイ Dewey, J.　　100, 106
デュ・ボア・レイモン Du Bois-Reymond, E.　　43
デュレ Duret, H.　　28
トゥノン Tenon, J.　　13
ドゥウビジン Dowbiggin, I.　　114, 126
ドーデ Daudet, L.　　58
ド・フリース De Vries, H.　　128
トル Tort, P.　　135
ドルバック d'Holbach, P. H. Thiry　　9

ナ

ナポレオン Napoléon　　15, 114, 118
ニッスル Nissl, F.　　18

ハ

バイヤルジェ Baillarger, J.　　17, 19, 111
ハーヴェイ Harvey, W.　　89
バーデ Baader, J.　　26
バート Burt, C.　　133
パヴロフ Pavlov, I. P.　　6, 85, 95, 96, 97, 98, 100, 101, 104, 127
パスカル Pascal, B.　　130
バスティアン Bastian, C.　　30, 31, 97
バッハ Bach, J. S.　　19

ハル Hall, M.　　84
バルクハルト Burkhardt, G.　　59
ビアンキ Bianchi, L.　　43, 44, 47, 52
ビシャ Bichat, X.　　112, 113
ピック Pick, A.　　57
ヒッチヒ Hitzig, E.　　21, 22, 27, 30, 40, 41
ビネ Binet, A.　　131
ピネル Pinel, P.　　13, 109, 110, 111, 115
ビュシェ Buchez, Ph.　　113
ビュフォン Buffon, G. L. de　　112, 115, 116, 118, 120
ヒューム Hume, D.　　62, 77
ファルレ Falret, J. P.　　115
ファルレ Falret, J.　　124
ブイヨー Bouillaud, J. B.　　31, 32, 34, 39
フーコー Foucault, M.　　109
フェリエ Ferrier, D.　　22, 23, 24, 25, 27, 28, 29, 30, 40, 41, 43, 44, 47
フェルスター Foerster, O.　　26
フォイヒトヴァンガー Feuchtwanger, E.　　50
フォークト Vogt, O.　　20
フスター Fuster, J.　　52
ブラウン・セカール Brown-Séquard, C. E.　　28
フリーマン Freeman, W.　　55, 56, 57, 58
ブリクナー Brickner, R.　　50, 53
フリッチ Fritsch, G. T.　　22, 23, 27, 30, 41
プリブラム Pribram, K.　　46
プリューガー Pflüger, E.　　84, 85, 87, 88
フルーランス Flourens, P.　　17, 21, 24, 25, 31, 39, 113, 115, 116, 119, 120
プルキニェ Purkinje, J.　　79
ブルセ Broussais, F. J. V.　　110
フルトン Fulton, J.　　44, 53
フレッシッヒ Flechsig, P.　　18, 19, 70, 74
フロイト Freud, S.　　6, 71, 102
ブローカ Broca, P.　　32, 33, 34, 35, 36, 39, 70, 130
ブロードマン Brodmann, K.　　20
ベイリー Bailey, P.　　20
ベイン Bain, A.　　67, 68, 69, 79
ヘス Hess, W.　　55
ヘッケル Haeckel, E.　　18

ベッツ Betz, V.　　　19, 23, 24, 28, 30
ヘッド Head, H.　　　72
ベル Bell, C.　　　75, 78
ベルナール Bernard, C.　　　89, 90, 112
ヘルムホルツ Helmholtz, H. von　　79
ベンサム Bentham, J.　　63
ペンフィールド Penfield, W.　　26, 52
ホイット Whytt, R.　　83
ホースレイ Horsley, V.　　23
ボーニン Boin, G. von　　20
ホームズ Holmes, G.　　23
ホルスト Holst, E. von　　81
ポルタル Portal, A.　　13

マ
マイナート Meynert, T.　　18, 19, 28, 36, 70
マクスウェル Maxwell, C.　　89
マグヌス Magnus, R.　　88
マジャンディ Magendie, F.　　21
マッハ Mach, E.　　79
マニアン Magnan, V.　　113, 121, 124, 125
マリー Marie, P.　　35, 72
ミシュキン Mishkin, M.　　46
ミチューリン Mitchourine, I. V.　　127
ミッテルシュタット Mittelstaedt, H.　　81
ミュラー Müller, J.　　67, 79
ミル Mill, J.　　62, 63, 65, 67
ミル Mill, J. S.　　62
ムンク Munk, H.　　30, 40, 97
メイ May, W. P.　　23
メーヌ・ド・ビラン Maine de Biran, F. 76, 77, 78, 79
メンデル Mendel, G.　　128
モナコフ Monakow, C. von　　19

モニッツ Moniz, E.　　53, 54, 55
モーズリー Maudsley, H.　　121
モルガン Morgan, T. H.　　127, 128
モレル Morel, B. A.　　115, 119, 120, 121, 124, 125
モロー・ドゥ・トゥール Moreau de Tours, J. J.　　112, 115, 121

ラ
ライエル Lyell, C.　　126
ライプニッツ Leibniz, G.　　61, 77, 89
ライランダー Rylander, G.　　57
ラマルク Lamarck, J. B. de　　15, 126
リシェ Richet, C. R.　　94
リマ Lima, A.　　55
リープマン Liepmann, H.　　72
ルイス Lewis, W. B.　　30
ルイセーンコ Lyssenko, T. D.　　128
ルーカス Lucas, P.　　118, 119, 125
ルーレ Leuret, F.　　16
レヴィツキー Levitsky, W.　　36
レツィウス Retzius　　130
レピーヌ Lépine, J. R.　　28
レルミット Lhermitte, J.　　49, 50
レーニン Lénine, V. I.　　98
ロック Lock, J.　　62, 76, 77
ロッツェ Lotze, R. H.　　85
ロマーン Romanes, G.　　127
ローランド Rolando, L.　　21, 23, 24, 30, 31, 70

ワ
ワイスマン Weismann, A.　　127, 128
ワトソン Watson, J. B.　　101, 102, 103, 106

事項索引

あ

アフェミー aphémie　　34
医学－心理学会 société médico-psychologique　　124
異形（皮質）hétérotypique（cortex）　　20
意識 conscience　　66, 84, 100
遺伝 hérédité　　114, 125
遺伝性 héritabilité　　126
遺伝論 héréditarisme　　125
イメージ（の中枢）images（centres d'）　　71
鬱（うつ）dépression　　57
運動のイメージ images motrices　　71
運動皮質 cortex moteur　　23, 72
運動領域 aires motrices　　29
遠心性信号のコピー copie de l'efférence　　81
音イメージ images sonores　　71
オペラント条件づけ conditionnement opérant　　104

か

階層構造 hiérarchie　　69
灰白質 substance grise　　17
解剖臨床（的方法）anatomoclinique（méthode）　　28
解剖臨床的方法 méthode anatomoclinique　　28
学習 apprentissage　　100
獲得形質（の伝達）caractéres acquis（transmission des）　　126
感覚－運動（過程）sensori-moteurs（processus）　　23
感覚－運動機能 fonctions sensorimotrices　　69
感覚論 sensualisme　　61
感情 émotions　　49, 78
感情の（障害）émotionnels（trouble）　　50
感知 sentiment　　76
観念学派 idéologues　　9
記憶障害 amnésie　　52
機械化 machinisme　　88
機械主義 mécanicisme　　137
器官学 organologie　　10
既視（感覚）déjà vu（sensations de）　　26
機能 fonction　　9
機能主義 fonctionnalisme　　100
基本的品種 races primitives　　117
客観的心理学 psychologie objective　　93
強化 renforcement　　100
狂気 folie　　109
強迫神経症 névrose obsessionnelle　　57
近接記憶 mémoire récente　　45
筋肉運動感覚 kinesthésie　　30
筋肉感覚 sens musculaire　　22, 67
経験論 empirisme　　65
系統発生 phylogenése　　16
ゲシュタルト（の理論）forme（thérie de la）　　25
幻覚 hallucinations　　111
恒常性 homéostasie　　89, 91
後退 régression　　70
行動主義 béhaviorisme　　101
行動の解発因 déclencheurs de comportement　　104
幸福（の探究）bonheur（recherche de）　　63
功利主義 utilitarisme　　63
個体差 variabilité des individus　　6
骨相学 phrénologie　　10
小人（ホモンクルス）homonculus　　39

さ

最短航路 orthodromie　　83
サイバネティックス cybernétique　　107
催眠 hypnose　　94
仕事の分配 partage du travail　　64
自然選択 sélection naturelle　　104, 126
実験神経症 névrose expérimentale　　46

失語 aphasie　　35, 71
疾病記述学 nosographie　　109
自動（運動）automatiques（mouvements）　70, 94
種 espéce　　116
重度知的障害 idiot　　110
条件反射 réflexe conditionné　　96
シルヴィウス（溝）Sylvius（scissure de）　36
人格（の障害）personnalité（troubles de）　57
進化論 évolutionnisme　　126
神経支配感覚 sensations d'innervation　　79
神経症 névroses　　110
神経心理学 neuropsychologie　　70
心的器官 organes mentaux　　7
心的疎外（精神病）aliénation　　109
心的疎外の治療者 alienist　　112
心的疎外者，精神病者 aliéné　　109
心的な原因 cause moral　　110
浸透力 force pénétrante　　116
心理テスト tests mentaux　　132
人類の不変性 invariabilité du genre humain　13
錐体束 faisceau pyramidal　　23
生気論 vitalisme　　77
精神外科 psychochirurgie　　54
精神錯乱 vésanies　　110
精神の単一性 unité de l'esprit　　39
精神病 maladies mentales　　109
生得（観念）innées（idées）　　61
生得論 innéisme　　129
生物の自律性 autonomie du vivant　　138
（生物）固定論 fixisme　　126
生物変異説 transformisme　　126
生命体（の機能）organisme（fonction de l'）　89
生命体の恒常性 constance de l'organisme　89
絶対反射 réflexes absolus　　96
潜性 récessivité　　128
前頭前野切断術 lobotomie préfrontale　　53
前頭葉障害モリア moria frontale　　49
せん妄 délire　　110

早発痴呆 démence précoce　　50
躁病 manie　　110
側頭平面 plan temporal　　36
損傷 lésion　　20

た
ダーウィン主義 darwinisme　　128
退化 dégénération　　116
退化した人々 dégénérés　　120
帯状回切断術 cingulotomie　　59
大脳局在（論）localisations cérébrales（théorie des）　　10
大脳の反射 réflexe du cerveau　　95
大脳白質切除術 leucotome cérébral　　55
知的（障害）intellectuels（troubles）　　50
知的障害者 faible d'esprit　　6, 131
知能 intelligence　　21, 53
知能指数 QI（quatient intellectuel）　　131
知能（の測定）intelligence（mesure de l'）　130
中心傍小葉 lobe para-central　　29
中枢主義者 centraliste　　76
中度知的障害 imbécile　　114
調整 régulations　　87
適応 adaptation　　5
摘除 ablations localisées　　21
添加放電 décharge corrollaire　　81
電気刺激 stimulation électrique　　21
頭蓋診察 crânioscopie　　11
頭蓋容量 capacité crânienne　　131
同形（皮質）homotypique（cortex）　　20
統合失調症 schizophrénie　　55
頭頂上行回 circonvolution pariétale ascendante　　29
道徳感 sens moral　　63
動物心理学 psychologie animale　　100
努力の感覚 sens de l'effort　　78

な
内奥感 sens intime　　77
内観 introspection　　98
内環境 milieu intérieur　　89
内的鋳型 moule intérieur　　116
内的感知 sentiment intérieur　　76

内包 capsule interne　*29*
認知症 démence　*57, 110*
認知心理学 psychologie cognitive　*133*

は
破局の反応 réaction de catastrophe　*93*
半球（非対称）hémisphères（asymétrie）　*34*
半球の機能的非対称性 asymétrie fonctionnelle de hémisphères　*36*
反射 réflexes　*83*
反省 réflexion　*77*
反復（の理論）récapitulation（théorie de la）　*18*
被刺激性 irritabilité　*83*
ヒステリー hystérie　*124*
病的遺伝 hérédité morbide　*124*
物理主義 physicalisme　*137*
変質 dégénérescence　*114*
扁桃核 amygdale　*58*
変容 modification　*76*
保護院 asile　*114*
本能 instincts　*101*

ま
末梢主義者 périphéraliste　*75*
ミエリン鞘の発生 myélogénèse　*18*
メランコリー mélancolies　*49*
モノマニー monomanies　*111*

や
唯物論 matérialisme　*3*
優生学 eugénisme　*125*
予定調和 harmonie pré-établie　*90*
抑制 inhibition　*41*
抑制（の喪失）inhibition（perte de l'）　*50*

ら
卵円中心 centre ovale　*55*
連合（観念の）association（des idées）　*62*
連合（繊維）association（fibres d'）　*71*
連合（の中枢）association（centre d'）　*18*
連合主義 associationnisme　*61*
連合路 voies d'association　*18*
ローランド溝（中心溝）scissure de Rolando　*23*

訳者紹介

浜田隆史（はまだ・たかし）
大阪大学基礎工学部生物工学科卒　工学博士
INSERM unité94 にて研究（フランス政府給費留学生；1983-1984）
ルイ・パスツール大学（フランス）招聘教授
現在 産業技術総合研究所人間福祉医工学研究部門主任研究員
専攻 神経科学・生理心理学・人間工学
主著『大脳機能論』（翻訳　白揚社）
最新論文 A model for the mechanism of generating the auditory evoked field. *Biological Cybernetics*. （2006）

認知神経科学の源流

2007 年 4 月 10 日　初版第 1 刷発行	定価はカヴァーに表示してあります

　　　　　　　　　　原著者　　Marc Jeannerod
　　　　　　　　　　訳　者　　浜田隆史
　　　　　　　　　　発行者　　中西健夫
　　　　　　　　　　発行所　　株式会社ナカニシヤ出版
　　　　　　　　　　〒 606-8161　京都市左京区一乗寺木ノ本町15番地
　　　　　　　　　　　　　　　　Telephone　075-723-0111
　　　　　　　　　　　　　　　　Facsimile　075-723-0095
　　　　　　　　　　　　Website　http://www.nakanishiya.co.jp/
　　　　　　　　　　　　Email　　iihon-ippai@nakanishiya.co.jp
　　　　　　　　　　　　　　　　郵便振替　01030-0-13128

装幀＝白沢　正／印刷＝ファインワークス／製本＝兼文堂
Printed in Japan
ISBN978-4-7795-0068-8